Dr. Adrian Fischer

mit Max Link

Alles rund um Cannabis

Anbau, Wirkungsweise und gesundheitlicher Nutzen der traditionsreichen Kulturpflanze

riva

Bibliografische Information der Deutschen Nationalbibliothek
Die Deutsche Nationalbibliothek verzeichnet diese Publikation in der Deutschen Nationalbibliografie. Detaillierte bibliografische Daten sind im Internet über https://dnb.de abrufbar.

Für Fragen und Anregungen
info@m-vg.de

Wichtiger Hinweis
Ausschließlich zum Zweck der besseren Lesbarkeit wurde auf eine genderspezifische Schreibweise sowie eine Mehrfachbezeichnung verzichtet. Alle personenbezogenen Bezeichnungen sind somit geschlechtsneutral zu verstehen.

Originalausgabe
1. Auflage 2025

Türkenstraße 89
80799 München
Tel.: 089 651285-0

Redaktion: Diane Zilliges
Umschlaggestaltung: Karina Braun
Umschlagabbildung: AdobeStock/Tartila
Layout: Karina Braun, unter Verwendung von AdobeStock.com/piixypeach
Satz: Andreas Linnemann, Kerstin Stein
Druck: ScandBook, Litauen
Printed in the EU

ISBN Print 978-3-7423-2886-1
ISBN E-Book (EPUB, Mobi) 978-3-7453-2658-1

Wir produzieren nachhaltig
www.m-vg.de

Weitere Informationen zum Verlag finden Sie unter
www.rivaverlag.de
Beachten Sie auch unsere weiteren Verlage unter www.m-vg.de

Dr. Adrian Fischer

Alles rund um Cannabis

Inhalt

Einleitung:
Wie ich vom Hirnforscher zu Dr. Cannabis wurde

Ich werde häufig gefragt, ob es eine Schnaps- beziehungsweise Joint-Idee gewesen sei, mich gemeinsam mit zwei Freunden aus der Studienzeit um eine Lizenz zum legalen Anbau von medizinischem Cannabis zu bemühen, oder ob ich mich eher aus finanziellen Gründen dazu entschieden hätte. Ehrlich gesagt: weder noch. Es war vor allem Abenteuerlust. Die Lust, aus meinem Alltag als Mediziner an der Hochschule auszubrechen und etwas komplett Neues auszuprobieren. Einen ganz neuen Weg mit einer Pflanze zu gehen, die mich schon immer fasziniert hat. Denn Cannabis ist nicht nur ein Arzneimittel, sondern ein echtes Kulturgut.

Meinem Interesse an Cannabis konnte ich die längste Zeit nicht nachgehen. Während meines Medizinstudiums von Mitte bis Ende der Nullerjahre war Cannabis weitgehend nicht existent. Kaum jemand kam zu dieser Zeit auf die Idee, Patienten Cannabis-Blüten zu verschreiben. Die Forschung mit als Betäubungsmitteln eingestuften Substanzen war aufgrund zahlloser Vorschriften aufwändig, teuer und, vor allem, nervtötend langwierig.

Bis heute lese ich, die Datenlage zur Wirkung von Cannabis sei dünn. Dies mag vielleicht dann stimmen, wenn der einzige Maßstab Doppelblindstudien sind, also Studien, in denen man Patienten zufällig in Gruppen einteilt, wobei weder der Patient noch das behandelnde Ärzteteam weiß, ob das echte Medikament oder ein Placebo verabreicht werden. Nun gibt es allerdings Medikamente, die sich für diese Art von Studie denkbar schlecht eignen. Wollte man etwa die Wirkung von Opiaten auf diese Weise testen, wäre die Verblindung nach zwei Minuten vorüber. Warum? Ganz einfach: weil die schmerzlindernde, betäubende Wirkung von Opium einfach zu deutlich ist. Dasselbe gilt für Cannabis. Seien Sie sich sicher: Wenn Sie eine für Schmerzpatienten bestimmte Dosis Cannabis konsumieren, dann merken Sie das!

Ebenfalls für die magere Studienlage verantwortlich ist der Fakt, dass die führenden Pharmafirmen nicht bereit sind, groß angelegte Cannabis-Studien zu finanzieren. Die Inhaltsstoffe lassen sich nämlich gar nicht oder nur extrem schwer patentieren. Und ohne Aussicht auf Patente investieren Pharmafirmen nicht. Universitäten können derweil kaum Forschung mit Cannabis durchführen, da die Infrastruktur für die Abgabe von hochregulierten Substanzen und der damit verbundene Dokumentationsaufwand den Rahmen kleinerer Forschungsprojekte sprengen würden. Dennoch gibt es diverse Studien, die bei mehreren Krankheitsbildern eine Wirkung von Cannabis zeigen konnten.

Der aus meiner Sicht größte Vorteil der Pflanze ist, dass sie nicht nur *eine* wirksame Substanz, sondern viele enthält. Sprich: Es gibt Cannabis-Sorten, die eher beruhigend wirken und etwa bei angstbedingten Schlafstörungen eine Option sein können. Und dann gibt es Sorten, die eher aktivierend wirken und bei Schmerzen während des Tages sinnvoll sein können. Viele Patienten mussten lange Zeit selbst ausprobieren, ob die eine Sorte oder vielleicht eine andere bei ihnen wirkt – oder ob Cannabis ihnen gar nicht hilft. Dabei sind bei angemessener Dosierung und richtigem Einsatz keine länger anhaltenden Nebenwirkungen bekannt. Dass Cannabis keine Reinsubstanz wie beispielsweise die auf

Serotonin wirkenden Antidepressiva ist, wird oft als Manko angesehen, meiner Ansicht nach liegt aber genau darin auch sein Potenzial. Während eine Umstellung von einem Antidepressivum auf ein anderes in aller Regel kaum grundlegende Veränderungen am Therapieerfolg erwarten lässt, ist dies bei Cannabis aufgrund der Vielfalt der Sorten anders. Ebenso ist die Idee, eine homogene Substanz sei einfacher zu kontrollieren und zu verstehen, ein gefährlicher Irrglaube: Die Effekte von Antidepressiva können paradox und schwer vorhersehbar sein, obwohl sie nur durch eine einzelne Substanz bewirkt werden.

Warum aber ermöglicht eine einzige Pflanze so viele Behandlungsoptionen? Mittlerweile wissen wir aufgrund von archäologischen Funden, dass Menschen Cannabis seit über 5000 Jahren anbauen. Ich denke, dass unsere Vorfahren schon früh seine Wirkung entdeckt und dann genau die Pflanzen weitervermehrt haben, die ihren Bedürfnissen am besten gerecht wurden. So wie man davon ausgeht, dass Menschen in Mittelamerika aus kleinen, wild vorkommenden, eher mit Gänseblümchen vergleichbaren Sonnenblumen die uns heute vertrauten großen Exemplare gezüchtet haben, um ein Abbild des Sonnengottes darzustellen, so hat man auch Cannabis mit seinen verschiedenen Wirkungen herbeigezüchtet. Mal sollte es beruhigen, mal inspirieren und dann wieder anregend sein.

In Summe haben mich all diese Dinge dazu gebracht, mich der Cannabis-Pflanze mit ganzem Herzen zu widmen. Seit dem Cannabis-Gesetz aus dem Jahr 2017 (nicht zu verwechseln mit der Teillegalisierung aus dem April 2024) können Ärzte Menschen mit schwerwiegenden Erkrankungen cannabishaltige Arzneimittel verordnen. Dass es dazu kam, ist vor allem den vielen Patienten zu verdanken, die sich ihr Recht auf eine medizinische Cannabis-Grundversorgung vor Gerichten erklagt haben. Nachdem mehr und mehr von ihnen recht bekamen, lenkte die Bundesregierung nach jahrelangem Zögern ein – allerdings nicht freiwillig. Der Bundesgerichtshof setzte der Regierung ein Ultimatum: Entweder wird es möglich, Cannabis all denen zu verschreiben, denen es hilft. Oder jeder, der es braucht, darf es von nun an selbst anbauen. Dies führte bei der damaligen Regierung zu einer gewissen Panik: Bevor jeder die Pflanze einfach so zu Hause anbaut, sollte die Sache besser staatlich reguliert sein. Also schuf man eine staatliche Agentur, die von nun an den Cannabis-Nachschub aus heimischem Anbau regulieren sollte: die Cannabis-Agentur.

Mittlerweile sind wir zum Glück etwas weiter: Der Anbau in den eigenen vier Wänden ist inzwischen, wenn auch mit Einschränkungen, gestattet. Damals aber war für mich klar: Ich möchte auch schon beim staatlichen Anbau dabei sein. Und tatsächlich war ich seither daran beteiligt, ein Unternehmen aufzubauen, das als einziges deutsches Unternehmen (neben zwei kanadischen) in Deutschland angebautes Cannabis für Apotheken bereitstellt. Vom Doktor zum Hanfbauern – manchmal muss ich über diese Karriere lachen. Vor ein paar Jahren forschte ich noch über die Wirkungen von Serotonin bei Lernprozessen. Heute kümmere ich mich um THC- und CBD-Gehalte in der Cannabis-Pflanze.

Ich mache keinen Hehl daraus, dass ich die jetzigen Bestimmungen zwar für eine Verbesserung halte, sie meiner Meinung nach aber noch ausbaufähig sind. Die Teillegalisierung ist schon einmal eine massive Verbesserung. Dennoch gibt es Dinge, die mich weiterhin stören. So wird es etwa Patienten von einigen Krankenkassen weiterhin unnötig schwer gemacht, auch bei gravierenden Erkrankungen an Cannabis-Medikamente zu kommen. Selbst wenn ein Arzt Cannabis verschreibt, lehnen die Krankenkassen den Antrag auf Genehmigung häufig ab. Und das trotz besagter Teillegalisierung. Das Frappierende daran ist, dass er in verschiedenen Bundesländern ganz unterschiedlich häufig abgelehnt wird – als gäbe es in manchen Teilen des Landes Patienten, die Cannabis haben dürfen, und in anderen Teilen nicht.

Vielleicht ist es aktuell schwieriger denn je, in Sachen Cannabis das Wichtige vom Unwichtigen zu trennen, und die jüngste Teillegalisierung am 1. April 2024 hat die Lage nicht gerade übersichtlicher gemacht. Wer gar keine Ahnung hat und in das Thema einsteigen will, weiß nicht, wo er anfangen soll. Wer ein bisschen was weiß, hat meist irgendwann den Überblick verloren. Und wer selbst zu den Millionen Konsumenten in Deutschland gehört, also zu denen, die Cannabis regelmäßig zum Freizeitgebrauch rauchen, weiß womöglich auch nicht alles, vor allem nicht, was aktuell erlaubt ist, was nicht und wo man Cannabis überhaupt legal beziehen kann.

Um legal an Cannabis zu kommen, gibt es derzeit tatsächlich nur zwei Möglichkeiten – und beide erfordern einen gewissen Einsatz oder sogar Sachkenntnis. Zum einen kann Cannabis seit dem 1. Juli 2024 über spezielle Anbauvereine erworben werden. Das sind die Vereine, die auch gerne Anbauclubs, Social Clubs oder Cannabis-Klubs genannt werden und denen wir uns später noch genauer widmen werden. Erwerben lassen sich dort maximal 50 Gramm pro Monat. Allerdings muss man hierzu Vereinsmitglied sein und die Vereine dürfen jeweils nur 500 Mitglieder aufnehmen. Hinzu kommen weitere Auflagen und Meldepflichten. Wem all dies zu stressig ist oder wer in einer hinteren Ecke der Eifel oder sonst wo in Deutschland wohnt, in der es jene Klubs erst gar nicht gibt, dem bleibt aktuell tatsächlich nur der Eigenanbau.

Es ist also höchste Zeit, einmal reinen Tisch zu machen und die wichtigsten Fragen rund um das Thema Cannabis einfach und verständlich zu erklären. Woher bekomme ich Cannabis, jetzt nach der Legalisierung? Wie baue ich es an? Wieso verkauft es der Shop bei mir an der Ecke eigentlich schon seit ein paar Jahren? Kann ich Cannabis-Patient werden? Gegen welche Beschwerden kann es helfen? Wie finde ich die für mich richtige Sorte? Wie kann ich es konsumieren, wenn ich gar nicht rauche? Und so weiter.

Es geht mir auch darum, aufzuzeigen, wo es Daten darüber gibt, in welchen Fällen Cannabis helfen und heilen kann. Sie erfahren, ob und wie Sie selbst Cannabis anwenden können. Ich erkläre, was bei der medizinischen Nutzung anders ist als im Freizeitbereich. Natürlich ist Cannabis kein Mittel ohne Risiken, diese will ich ebenso aufzeigen. Und nicht zuletzt möchte ich auch etwas Licht ins Dunkel diverser Mythen bringen. So werde ich etwa die Behauptung aufgreifen, dass Cannabis heute viel stärker sei als noch vor 20 Jahren. Warum das so nicht stimmt, warum aber sowohl Patienten wie auch Freizeitnutzer in anderen Ländern dennoch nach hohen Cannabinoid-Gehalten verlangen, all diese Fragen rund um Cannabis werde ich in diesem Buch ausführlich beantworten.

Kapitel 1:

Cannabis erklärt – Wirkung, Aufbau, Konsumformen, Vorurteile

Was genau ist Cannabis und woher kommt es?

Fangen wir ganz vorne an: Cannabis ist eine der ältesten Kulturpflanzen der Menschheit – und es hat eine ziemlich faszinierende Geschichte. Die Pflanze stammt ursprünglich aus Zentralasien, vermutlich aus der Region des heutigen Afghanistans, Pakistans und den angrenzenden Gebieten. Von dort aus breitete sie sich – sozusagen als eine Art früher grüner Botschafter – über die alten Handelsrouten in alle Welt aus.

Schon vor über 5000 Jahren nutzten Menschen Cannabis für die unterschiedlichsten Zwecke: als Faserpflanze für Textilien und Seile, aber auch als Nahrungsmittel (Hanfsamen sind auch heute wieder beliebt, wegen ihres hohen Proteingehalts insbesondere bei Bodybuildern). Interessanter noch ist, dass Cannabis bereits zu diesem Zeitpunkt für medizinische und spirituelle Zwecke verwendet wurde.

Cannabis ist eine zweihäusige Pflanze, das bedeutet, es gibt männliche und weibliche Pflanzen. Diese Unterscheidung ist für das Verständnis der modernen Cannabis-Nutzung von entscheidender Bedeutung. Männliche Cannabis-Pflanzen produzieren Pollen und entwickeln keine Blütenstände, sondern Pollensäcke, die wie kleine Trauben aussehen. Sie enthalten praktisch keine Cannabinoide wie THC (Tetrahydrocannabinol) oder CBD (Cannabidiol) und sind daher für die Rausch- oder Heilwirkung völlig uninteressant.

Wenn wir heute von Cannabis sprechen, meinen wir immer die weiblichen Pflanzen. Diese entwickeln neben Samen zur Vermehrung die harzreichen, duftenden Blüten, die voller Cannabinoide stecken. Interessant wird es, wenn weibliche Pflanzen nicht befruchtet werden: Sie produzieren dann besonders harzreiche, große Blüten in dem verzweifelten

Versuch, doch noch Pollen anzulocken. Diese unbefruchteten weiblichen Blüten nennt man *Sinsemilla* – spanisch für »ohne Samen«. Sie enthalten die höchsten Konzentrationen an THC und anderen Cannabinoiden.

In der modernen Cannabis-Zucht werden ausschließlich weibliche Pflanzen angebaut. Man verhindert das Auftreten männlicher Pflanzen, indem man aus weiblichen Ablegern oder speziell behandelten Samen züchtet, die nur zu weiblichen Pflanzen führen. Sollte man doch mal eine männliche Pflanze identifizieren, wird sie sofort entfernt. Denn ein einziges männliches Exemplar könnte die ganze Plantage befruchten und die Ausbeute drastisch reduzieren, da befruchtete weibliche Pflanzen ihre Energie in die Samenproduktion statt in die Harzproduktion stecken.

Man unterscheidet grob zwischen drei Haupttypen: *Cannabis sativa*, *Cannabis indica* und, der wohl am wenigsten bekannte Typ, *Cannabis ruderalis*. Vergleicht man Sativa und Indica, erkennt man optisch einige Differenzen. Die Größe der Pflanzen, die Form der Blätter und auch deren Farbe weichen voneinander ab. Sativa-Sorten stammen ursprünglich aus äquatorialen Regionen und wachsen hoch und schlank wie Palmen. Sie können bis zu vier Metern hoch werden. Die deutlich kleineren Indica-Pflanzen kommen ursprünglich aus Gebirgsregionen, wo sie schneller reifen mussten. *Cannabis ruderalis* stammt aus nördlicheren Teilen des heutigen Russlands und hat eine ganz besondere Eigenschaft: Sie blüht automatisch, unabhängig von der Tageslichtdauer.

Darauf, wie unterschiedlich die verschiedenen Cannabis-Typen wirken, werde ich später noch ausführlicher eingehen. Ganz vereinfacht gesagt, wirken Indica-Sorten entspannend und Sativa-Sorten anregend. Doch heutzutage sind viele Sorten weder das eine noch das andere. Denn: Wenn Sativa- und Indica-Pflanzen gekreuzt werden, entstehen sogenannte hybride Sorten. Das führt zu einer riesigen Vielfalt – sowohl im Aussehen als auch in der Wirkung.

Welche Wirkstoffe enthalten Cannabis-Pflanzen?

Die Cannabis-Pflanze ist ein wahres biochemisches Wunderwerk und enthält über 500 verschiedene chemische Verbindungen. Die bekanntesten und wichtigsten sind die Cannabinoide, von denen bisher über 100 identifiziert wurden. THC und CBD sind nur die Spitze des Eisbergs, auch wenn sie die am besten erforschten und wirksamsten sind.

THC, die bekannte Abkürzung für Tetrahydrocannabinol, ist das hauptverantwortliche Cannabinoid für die psychoaktive Wirkung. THC entsteht erst durch Erhitzung aus seiner Vorstufe THCA (der THC-Säure), die in der frischen Pflanze vorliegt. THCA selbst ist nicht psychoaktiv – erst wenn Cannabis geraucht, verdampft oder gebacken wird, wandelt sich THCA durch die Hitze in das wirksame THC um. Diesen Prozess nennen wir Decarboxylierung. Der Name wird uns noch oft begegnen. Selbst wenn man also eine größere Dosis frischer Cannabis-Blüten äße, würde das keine Rauschwirkung auslösen – vorausgesetzt, man kocht sie nicht.

CBD, die Abkürzung für Cannabidiol, ist das zweithäufigste Cannabinoid und wirkt im Gegensatz zum THC nicht berauschend. Es entsteht ebenfalls durch Erhitzung aus einer Vorstufe, dem CBDA. Weitere interessante Cannabinoide sind CBG (Cannabigerol), das als »Mutter aller Cannabinoide« gilt, da andere Cannabinoide daraus entstehen, CBN (Cannabinol), das durch Alterung von THC entstehen kann und müde macht, sowie CBC (Cannabichromen) und viele andere mit noch wenig erforschten Eigenschaften.

Wenn Sie sich jetzt fragen, was in der Pflanze eigentlich für diesen typischen Cannabis-Geruch sorgt, dann ist die Antwort: die Terpene. Neben den Cannabinoiden spielen sie die entscheidende Rolle, wenn es darum geht, die Pflanze und ihre komplexe Wirkung besser zu verstehen. Terpene sind Aromastoffe, die auch in anderen Pflanzen vorkommen – wichtige Terpene sind zum Beispiel Limonen in Zitrusfrüchten, Pinen in Kiefern oder Myrcen in Mangos. Sie alle kommen auch in Cannabis vor. Es kann je nach Sorte über 200 verschiedene Terpene enthalten. Aus der Zusammensetzung dieser entsteht der charakteristische Geruch und Geschmack einer jeweiligen Sorte. Einige meiner Kollegen haben sich in den letzten Jahren zu regelrechten Cannabis-Sommeliers entwickelt, die die verschiedenen Sorten allein anhand ihres Geruchs identifizieren, klassifizieren und bewerten können – so wie ein guter Sommelier auch nur am Wein zu riechen braucht und schon eine ganze Menge Interessantes über ihn zu berichten weiß.

Terpene sind aber nicht ausschließlich für den Geruch zuständig. Man geht davon aus, dass sie auch die Wirkung der jeweiligen Sorte beeinflussen können. Myrcen – das am häufigsten vorkommende Terpen in Cannabis – soll beruhigend wirken und die THC-Wirkung verstärken, Limonen kann die Stimmung heben und Pinen die Aufmerksamkeit fördern. Allerdings wird diskutiert, ob das tatsächlich an einer pharmakologischen Interaktion liegt oder daran, dass frische Aromen einfach angenehmer sind und vielleicht indirekt die Stimmungslage verbessern.

Flavonoide sind eine weitere wichtige im Cannabis enthaltene Stoffgruppe. Sie geben der Pflanze ihre Farbe und haben antioxidative sowie entzündungshemmende Eigenschaften. Cannabis enthält sowohl allgemeine Flavonoide, die in vielen Pflanzen vorkommen, als auch spezielle Cannabis-Flavonoide wie Cannflavin A und B, die bislang nirgendwo sonst gefunden wurden.

Cannabis enthält außerdem Fettsäuren, Proteine, Chlorophyll und verschiedene andere organische Verbindungen. Interessant ist, dass sich die Zusammensetzung je nach Sorte, Anbaubedingungen, Erntezeit und Lagerung dramatisch unterscheiden kann. Auch das erklärt letztlich die enorme Vielfalt an Wirkungen und Geschmäckern verschiedener Cannabis-Sorten.

Interessanterweise ist auch hier die Forschung noch nicht am Ende: Erst 2023 entdeckte ein kalifornisches Forscherteam, dass flüchtige Schwefelverbindungen für einen ganz besonderen Geruch in Cannabis, das Skunk-Aroma, verantwortlich sind. Es riecht nach: Stinktier! Diese Verbindungen werden auch als scatogene Schwefelverbindungen bezeichnet, vom griechischen *skatos* für »Mist« oder »Kot«. Man sieht, es gibt fast nichts, was in Cannabis nicht irgendwie auch duften kann.

Wie wirkt es genau?

Die Wirkung von Cannabis ist deutlich komplexer, als die meisten Menschen denken. Sie entsteht durch ein Zusammenspiel zwischen den Inhaltsstoffen der Pflanze und einem körpereigenen Rezeptorsystem – welches, weil Cannabis damit interagiert, Endocannabinoid-System genannt wurde. Das bedeutet nun nicht, dass unser Körper THC produzieren kann, sondern dass körpereigene Botenstoffe auf dieselben Rezeptoren wirken wie eben auch Cannabis. Dieses System existiert in praktisch allen Wirbeltieren und reguliert wichtige Körperfunktionen wie Schlaf, Appetit, Schmerzwahrnehmung, Stimmung und Gedächtnis. Bereits diese

Liste all der Körperfunktionen, die vom Endocannabinoid-System mitreguliert werden, liefert uns einen ersten Hinweis darauf, bei welchen Beschwerden und Krankheiten Cannabis helfen kann.

Aber noch einmal zurück: Das Endocannabinoid-System ist unser körpereigenes Cannabis-System. Ziemlich verrückt, wenn man darüber nachdenkt: Unser Körper produziert also selbst cannabinoidähnliche Substanzen, die Endocannabinoide. Endocannabinoide unterscheiden sich von Phytocannabinoiden, die in Pflanzen wie zum Beispiel Cannabis vorkommen, und von synthetischen Cannabinoiden, die im Labor hergestellt werden. (Cannabis selbst hat übrigens kein eigenes Endocannabinoid-System.)

Endocannabinoide docken im menschlichen Körper an spezielle Cannabinoid-Rezeptoren an – hauptsächlich CB1-Rezeptoren im Gehirn und Nervensystem sowie CB2-Rezeptoren im Immunsystem. Die Cannabinoide aus der Cannabis-Pflanze, ganz besonders THC, passen zu diesen Rezeptoren wie ein Schlüssel zum richtigen Schloss und lösen dadurch die charakteristischen Wirkungen aus.

THC bindet direkt an die CB1-Rezeptoren im Gehirn und aktiviert sie. Das erklärt die psychoaktiven Effekte: veränderte Wahrnehmung, Euphorie, Entspannung, aber auch mögliche unerwünschte Wirkungen wie Angst oder Unruhe. Art und Intensität der Wirkung hängen von unglaublich vielen Faktoren ab: der konsumierten Menge, der THC-Konzentration, der individuellen Toleranz, der individuellen Anzahl und Verteilung der CB1-Rezeptoren, der aktuellen Verfassung und sogar der Umgebung, in der man sich befindet. Vielleicht haben Sie schon einmal von der Formel »Drug, Set und Setting« gehört. Wie eine Droge wirkt, hängt nämlich nicht nur von der Substanz selbst ab, sondern auch davon, wie man sich fühlt, was man erwartet (*Set*) und wo und mit wem man konsumiert (*Setting*). Diese Idee ist in der Drogenforschung ziemlich bekannt und gilt natürlich auch für die Einnahme von Cannabis.

Die Wirkung setzt je nach Konsumform unterschiedlich schnell ein, und das ist ein sehr wichtiger Punkt, den gerade Anfänger gern mal unterschätzen. Beim Rauchen oder Verdampfen gelangt THC über die Lungen sehr schnell ins Blut und erreicht das Gehirn binnen weniger Minuten oder gar Sekunden. Die Wirkung ist nach etwa 30 Minuten am stärksten und klingt nach zwei bis vier Stunden wieder ab. Beim oralen Konsum, etwa über Kekse oder Tropfen, dauert es hingegen 30 bis 120 Minuten, bis die Wirkung einsetzt. Dafür hält sie aber vier bis acht Stunden an und ist oft deutlich intensiver, da THC in der Leber zu einem ebenfalls psychoaktiven Stoff namens 11-Hydroxy-THC umgewandelt wird.

CBD ist dabei ein interessanter Gegenspieler zu THC. Es bindet nicht direkt an die Cannabinoid-Rezeptoren, sondern beeinflusst sie indirekt und kann die psychoaktiven Effekte von THC modulieren oder eventuell auch abmildern. Ich denke, dass CBD eine der faszinierendsten Substanzen in der Cannabis-Pflanze ist, weil es viele potenzielle medizinische Eigenschaften hat, ohne berauschend zu wirken.

Vielleicht ist auch noch erwähnenswert, dass die individuellen Unterschiede in der Cannabis-Wirkung enorm sind. Faktoren wie Körpergewicht, Stoffwechsel, frühere Erfahrungen mit Cannabis, aber auch die aktuelle Stimmung und Umgebung spielen wie angedeutet eine entscheidende Rolle. Was bei einer Person entspannend wirkt, kann bei einer anderen Angst auslösen. Deshalb ist es so wichtig, mit niedrigen Dosen zu beginnen und die eigene Reaktion kennenzulernen.

Wie wirkt CBD-Cannabis, also das ohne THC?

Bei CBD-Cannabis handelt es sich um spezielle Cannabis-Sorten, deren Blüten aussehen und riechen wie normales Gras, aber kaum THC enthalten – stattdessen wurde die Pflanze so gezüchtet, dass sie vor allem den nicht berauschenden Wirkstoff CBD (Cannabidiol) enthält. Man muss bei Cannabis ganz klar zwischen zwei völlig verschiedenen Arten der Wirkung unterscheiden: der berauschenden und der medizinischen. CBD-Cannabis wirkt in keiner Weise berauschend. Das bedeutet konkret, dass man davon so viel konsumieren kann, wie man möchte – man wird keinen psychoaktiven Effekt feststellen können. Es macht nicht high, es verändert nicht das Bewusstsein und es erzeugt auch keine anderen spürbaren Effekte, die man normalerweise mit Cannabis verbindet.

Um das zu verdeutlichen: Man könnte einen kompletten Joint randvoll mit CBD-reichen Cannabis-Blüten rauchen und würde davon absolut nichts merken. Man könnte nicht einmal sagen, ob man überhaupt etwas geraucht hat oder nicht. Diese völlige Abwesenheit psychoaktiver Effekte ist ein fundamentaler Unterschied zu THC-haltigem Cannabis.

Bei der medizinischen Wirkung wird die Sache allerdings komplizierter. CBD ist wissenschaftlich gesehen mittelgut bis schlecht erforscht. Trotzdem findet man online unzählige marketingwirksame Anzeigen, die CBD wahre Wunderwirkungen zuschreiben. Ich erinnere mich an den CBD-Hype mehr oder weniger kurz vor der Teillegalisierung, als plötzlich auch Leute CBD-Produkte »mal ausprobierten«, die kurz davor überhaupt nichts mit Cannabis zu tun haben wollten.

CBD-Cannabis wird vieles zugeschrieben: Es soll angeblich beruhigend, angstlösend, stressmindernd und schlaffördernd wirken – um nur einige der häufigsten Behauptungen zu nennen. Das Problem dabei: All diese Behauptungen sind nicht wissenschaftlich belegt. Es gibt keine aussagekräftigen Studien oder Daten, die diese Aussagen stützen würden.

Hier bewegen wir uns in einem rechtlichen Graubereich. Da CBD-Produkte nicht als Medikamente verkauft werden, sondern als Nahrungsergänzungsmittel oder andere Produktkategorien, ist oft unklar, ob diese CBD-Tropfen, -Cremes oder -Salben überhaupt legal verkauft werden dürfen. Die meisten Werbeaussagen zu CBD sind rechtlich gesehen mehr oder weniger illegal. Die Anbieter nutzen die Rechtsunsicherheit aus – weshalb man solchen Marketingversprechen grundsätzlich skeptisch gegenüberstehen sollte.

Es gibt einen sehr spezifischen medizinischen Bereich, in dem CBD tatsächlich eine nachgewiesene und deutliche Wirkung zeigt: bei der Behandlung bestimmter Formen von Epilepsie. Konkret wirkt CBD bei zwei schweren Epilepsieformen, die fast immer spätestens im Kleinkindalter auftreten: das Dravet- und das Lennox-Gastaut-Syndrom. Hier ist die Wirksamkeit wissenschaftlich belegt und CBD wird auch offiziell als Medikament eingesetzt. Abgesehen von diesen sehr seltenen Epilepsieformen ist eine medizinische Wirkung von CBD bisher nicht wissenschaftlich nachgewiesen.

Ein weiterer wichtiger Punkt: CBD scheint sehr wenige Nebenwirkungen zu haben. In der Medizin gibt es einen alten Spruch: »Was keine Nebenwirkung hat, hat auch keine Wirkung.« Dieser Grundsatz basiert auf der Erfahrung, dass alles, was stark und effektiv wirkt, auch immer das Potenzial hat, bei manchen Menschen in die falsche Richtung zu gehen. Meiner Meinung nach ist es daher wahrscheinlich, dass CBD allein – wohlgemerkt sprechen wir hier nicht von der Kombination aus THC und CBD – tatsächlich bis auf Einzelfälle wenig medizinischen Nutzen über die benannten Epilepsieformen hinaus hat.

Gibt es auch THC-Cannabis ohne CBD?

Ja, tatsächlich enthalten fast alle THC-reichen Cannabis-Blüten, die heute angebaut werden, so gut wie kein CBD. Das ist kein Zufall, sondern hat biochemische und züchterische Gründe. Der Hauptgrund liegt in der Biochemie der Cannabis-Pflanze selbst: THC und CBD werden aus demselben Vorläufermolekül in der Pflanze hergestellt. Das bedeutet, dass es innerhalb der Pflanze eine Art Konkurrenzkampf zwischen den biochemischen Stoffwechselwegen gibt, die entweder THC oder CBD produzieren. Wenn eine Pflanze viel THC hervorbringt, enthält sie in der Regel automatisch wenig CBD – und umgekehrt.

Über Jahrzehnte hinweg haben Züchter ihre Bemühungen darauf konzentriert, Pflanzen mit möglichst hohem THC-Gehalt zu entwickeln. Schließlich war THC der gewünschte Wirkstoff für die berauschende Wirkung. Diese Fokussierung auf einen maximalen THC-Gehalt hat dazu geführt, dass die meisten modernen Cannabis-Sorten praktisch kein CBD mehr enthalten.

Es gibt allerdings auch spezielle Züchtungen, die bewusst auf ein ausgewogenes Verhältnis zwischen THC und CBD ausgelegt sind. Diese »balancierten« Sorten sind jedoch ziemlich selten und schwieriger zu finden. Man kann generell davon ausgehen, dass fast alle THC-haltigen Pflanzen und Blüten kein oder nur minimal CBD enthalten.

Interessant war übrigens die Situation während des CBD-Hypes vor einigen Jahren. Damals wurde in ganz Europa – auch in Deutschland – auf einmal CBD-Cannabis mehr oder weniger legal an diversen Orten wie zum Beispiel in Kiosks verkauft. Da plötzlich alle Welt nach CBD-reichen Pflanzen suchte, standen die Züchter vor einem großen Problem: Es gab praktisch keine verfügbaren Sorten mit hohem CBD-Gehalt, weil jahrzehntelang niemand darauf geachtet hatte. Die wenigen CBD-reichen Pflanzen, die existierten, mussten schnell vermehrt werden und wuchsen anfangs sehr schlecht, weil die züchterische Arbeit noch nicht ausgereift war. Das zeigt, wie sehr sich die Cannabis-Zucht auf THC konzentriert hatte.

Was ist der Unterschied zwischen Cannabis und Haschisch?

Jüngere Leser werden sich vielleicht nicht daran erinnern, aber es gab eine Zeit, da war »Haschisch« bekannter und geläufiger als »Cannabis«, insbesondere während der 1970er- und 1980er-Jahre. Aber wo ist der Unterschied? Nun, Haschisch ist in der Regel viel fester als Cannabis und wird in Form von Blöcken oder Platten angeboten, während »Gras« in seiner ursprünglichen Blütenform bleibt. Der Unterschied zwischen Cannabis-Blüten und Haschisch liegt also in der Art der Verarbeitung und der daraus resultierenden Konzentration der Wirkstoffe. Um das zu verstehen, müssen wir zunächst die Anatomie der Cannabis-Blüte betrachten.

Ihre Wirkung kommt hauptsächlich von kleinen Strukturen, die sich auf und in den Blüten befinden, den sogenannten Blütenhaaren oder Trichomen (griechisch *trichós*, »Haar«). Diese Trichome kann man sich wie mikroskopisch kleine Leuchttürme vorstellen, die einen Stamm haben und oben mit einer Art Ballon abschließen. Die Pflanze pumpt alle Wirkstoffe und Aromastoffe durch den Stamm nach oben in diese ballonartigen Köpfchen und füllt sie regelrecht damit auf. Je mehr Trichome eine Blüte hat und je voller diese mit Wirkstoffen sind, desto potenter ist die Blüte.

Haschisch entsteht durch die Trennung dieser Trichome – insbesondere der wirkstoffreichen Trichomköpfe – von der eigentlichen Pflanzensubstanz. Es gibt verschiedene Methoden, um diese Trennung zu erreichen: das klassische Abschütteln, aber auch modernere Verfahren mit Ultraschall oder speziellen Wasserbädern. Das Ziel ist immer dasselbe: die kleinen »Ballons« mit ihrer Hülle und den wertvollen Inhaltsstoffen von der Blüte zu trennen und möglichst wenig Pflanzenmaterial im Haschisch zu behalten.

Nach der Trennung werden die Trichome gesiebt, um sie möglichst vollständig von den Pflanzenbestandteilen zu trennen. Anschließend wird das Material gepresst, primär, um es transportfähiger und kompakter zu machen. Letztlich besteht Haschisch also ausschließlich aus den konzentrierten Pflanzenhaaren beziehungsweise Pflanzendrüsen, die die Cannabis-Blüte weiß oder kristallin aussehen lassen, getrennt vom übrigen Pflanzenmaterial.

Durch dieses Trennverfahren ist die Konzentration der Wirkstoffe in Haschisch deutlich höher als in den ursprünglichen Blüten. Während eine Blüte viel Pflanzenmaterial, Wasser und andere Bestandteile enthält, besteht Haschisch hauptsächlich aus den konzentrierten Wirkstoffen.

Eine besonders aufgereinigte Form ist Haschisch aus frischen, nicht getrockneten Blüten. Ich denke, dass diese Frischextrakte die Zukunft der Cannabis-Konzentrate darstellen. Solche Frischextrakte enthalten über 95 Prozent Wirkstoffe. Das bedeutet: praktisch nur reines THCA und die natürlichen Aromastoffe der Pflanze, sonst nichts. Zur Herstellung nutzt man das sogenannte Rosin-Verfahren, wobei die eingefrorenen frischen Pflanzen in einem Wasserbad gewaschen, die Trichomköpfe gesiebt und das Haschisch am Ende heißgepresst werden.

Was das THC- und CBD-Verhältnis angeht, so enthält Haschisch normalerweise ebenfalls kein CBD – genau wie die Blüten, aus denen es hergestellt wird. Haschisch aus THC-reichen Pflanzen besteht also ganz überwiegend aus THC und anderen Cannabinoiden, aber praktisch nicht aus CBD. Theoretisch könnte Haschisch sogar etwas mehr CBD enthalten als die ursprünglichen Blüten, weil alle Inhaltsstoffe aufkonzentriert werden, aber in der Praxis ist der CBD-Gehalt häufig vernachlässigbar gering.

Machen auch die Terpene high?

Nun, das ist Auslegungssache, aber spannend genug, um uns das Ganze mal genauer anzuschauen. Klar ist, dass in erster Linie das Cannabinoid THC für ein mögliches Cannabis-High verantwortlich ist – also für die berauschende, psychoaktive Wirkung. Lange Zeit glaubten die meisten Konsumenten – und sicher auch viele Züchter –, dass es beim Cannabis vor allem darum gehe, möglichst viel THC in den Blüten zu haben. Je höher der THC-Wert, desto stärker das High – so lautete die einfache, nennen wir sie einmal: Brecheisenformel. Doch sie hat sich in den letzten Jahren verändert. Denn immer mehr Produzenten haben erkannt, dass die Wirkung von Cannabis nicht allein vom THC-Gehalt bestimmt wird, sondern in hohem Maße auch von anderen Stoffen – und vor allem von den geruchsgebenden Stoffen, vor allem den Terpenen und Schwefelverbindungen.

Terpene sind, wie bereits erwähnt, aromatische Verbindungen, die in vielen Pflanzen vorkommen. Ihre Hauptaufgabe besteht darin, die Pflanze vor potenziellen Fressfeinden und Krankheitserregern zu schützen sowie Nützlinge anzulocken, aber sie verleihen den Pflanzen auch die frischen, fruchtigen und kräuterartigen Aromen, für die viele Arten bekannt sind. Sie sind zum Beispiel dafür verantwortlich, dass Zitronenschalen so frisch duften, Lavendel beruhigend wirkt und Kiefern eine harzige, waldige Note haben. In Cannabis sind sie für die große Vielfalt an Aromen und Düften zuständig – von süßlich-fruchtig über erdig und holzig bis hin zu scharf und dieselartig. Manche Sorten, die einen internationalen Ruf erlangt haben, haben auch sehr eindrückliche Namen. Etwa *Cat Piss*, die süße und kiefernartige Aromen hat und reich an 4-Mercapto-4-methylpentan-2-on ist, einer flüchtigen Schwefelverbindung. 4MMP riecht in niedrigen Dosen nach Stachelbeeren oder Passionsfrucht, erinnert aber in seinem Geruch auch, nun ja, ein wenig an Katzenpisse, etwa wie Sauvignon Blanc. Es gibt Hunderte verschiedener Terpene und je nach Sorte enthält die Cannabis-Pflanze eine ganz eigene Mischung davon. Diese Mischung nennt man dann das Terpenprofil.

Was viele überrascht: Terpene sind nicht nur für den Duft da, sie haben auch eine pharmakologische Wirkung. Das bedeutet, sie können beeinflussen, wie Cannabis auf den Körper und das Gehirn wirkt. Und genau das macht sie so spannend. Terpene beeinflussen also nicht nur den Geruch, sondern auch die Wirkung einer Sorte. Das heißt konkret: Zwei Sorten mit demselben THC-Gehalt – sagen wir 20 Prozent – können ganz unterschiedliche Wirkungen haben, je nachdem, welche Terpene sie enthalten. Während die eine Sorte eher entspannend und beruhigend wirkt, kann die andere Sorte anregend, kreativitätsfördernd oder sogar leicht euphorisierend sein.

Die Wirkung von Cannabis entsteht also nicht allein durch den THC-Gehalt, sondern durch das komplexe Zusammenspiel aller Inhaltsstoffe. Man nennt das – Achtung, wichtiger Begriff – Entourage-Effekt. Die Grundidee dahinter ist, dass die einzelnen Wirkstoffe der Pflanze zusammen stärker oder anders wirken als isoliert. THC allein wirkt anders als THC zusammen mit Myrcen, Limonen, Caryophyllen, Pinen – oder auch CBD. Das ist vergleichbar mit einem Orchester: Ein einzelnes Instrument kann schön klingen, aber erst das Zusammenspiel aller ergibt ein ganzes Musikstück. In ähnlicher Weise können möglicherweise bestimmte Terpene die Aktivität von THC im Gehirn fördern oder bremsen, sie können die psychoaktive Wirkung verstärken oder modifizieren – und sie können auch Nebenwirkungen abmildern. Zum Entourage-Effekt gehören auch die anderen Cannabinoide wie CBD, die THC-Effekte dämpfen oder verstärken. Das erklärt, warum verschiedene Cannabis-Sorten trotz ähnlichem THC-Gehalt unterschiedlich wirken können.

Ich versuche es noch einmal konkret an einem Beispiel zu erklären: Myrcen etwa ist ein Terpen, das auch in Mangos vorkommt. Es wirkt beruhigend und muskelentspannend. In Cannabis-Sorten mit viel Myrcen neigen die Konsumenten dazu, im sogenannten *Couch-lock*-Zustand zu versinken – also starke körperliche Entspannung, manchmal bis zur Schläfrigkeit zu verspüren, sodass sie nicht mehr willentlich von der Couch hochkommen. Limonen dagegen, das auch in Zitrusfrüchten steckt, wirkt eher stimmungsaufhellend und aktivierend. Es gibt Nutzer, die berichten, dass sie nach einer Sorte mit hohem Limonen-Gehalt klarer denken oder sich motivierter fühlen. Und dann wäre da noch Pinen, das an Wald erinnert – es kann einen leicht belebenden Effekt haben. In Kombination mit THC kann es dazu beitragen, dass der Rausch weniger »benebelnd« wirkt.

Das bedeutet nicht, dass Terpene selbst high machen. Sie sind nicht psychoaktiv im engeren Sinne – sie führen also allein nicht zu einem Rausch. Aber sie beeinflussen eventuell, wie sich das High anfühlt. Ob es eher kopflastig oder körperlich ist, ob es euphorisch oder sedierend wirkt, ob man kreativ wird oder einschläft – all das hängt von der spezifischen Mischung aus Cannabinoiden und Terpenen ab. Deshalb macht es auch wenig Sinn, Cannabis nur nach dem THC-Gehalt zu beurteilen. Eine Sorte mit »nur« 15 Prozent THC, aber einem harmonischen Terpenprofil kann deutlich angenehmer, stärker oder besser steuerbar wirken als eine mit 25 Prozent THC und kaum Terpenen.

Hochwertiges Cannabis erkennt man nicht allein am THC-Wert, sondern an seinem Duft, seinem Geschmack und der Feinheit seiner Wirkung. Inzwischen gibt es Labore, die nicht nur den Cannabinoid-Gehalt messen, sondern auch die wichtigsten Terpene analysieren – eine Entwicklung, die vor allem in legalen Märkten wie Kalifornien oder Kanada immer mehr an Bedeutung gewinnt.

Für Konsumenten bedeutet das: Wer ein angenehmes, passendes High sucht, sollte nicht nur auf die THC-Zahl auf dem Etikett schauen. Viel entscheidender ist die Erfahrung – wie riecht die Blüte, wie schmeckt sie, wie fühlt sich die Wirkung im Körper an? Wenn man herausfindet, auf welche Terpene man gut anspricht, kann man gezielter auswählen – und so die für sich beste Sorte finden. Erinnern Sie sich an die Cannabis-Sommeliers – vielleicht doch nicht so abwegig.

Manche Menschen bevorzugen Sorten mit viel Myrcen, weil sie abends entspannt einschlafen wollen. Andere suchen nach Limonen oder Terpinolen, weil sie am Tag etwas Leichtes, Kreatives wollen. Genau dieses differenzierte Erleben ist es, was Cannabis so vielfältig macht – und Terpene spielen dabei eine zentrale Rolle.

Das Wissen um Terpene ist also nicht nur etwas für Nerds oder Botaniker. Es hilft dabei, Cannabis besser zu verstehen, verantwortungsvoller zu konsumieren und vor allem: die für einen selbst richtige Wirkung zu erzielen. Und genau deshalb sprechen heute alle über Terpene – nicht, weil sie high machen, sondern weil sie mitbestimmen, in welcher Art man sich high fühlt. Der Cannabis-Guru Ed Rosenthal bringt das Ganze auf den Punkt: In Sachen Cannabis sei THC der Motor – aber die Terpene seien das Lenkrad.

So weit zumindest die Theorie. Empirische Daten, die den Entourage-Effekt klar belegen würden, gibt es nur wenige, trotz vieler Berichte, die die These stützen. Wie erwähnt ist eine alternative Erklärung, dass die Aromen selbst einen Effekt haben: Zitrus empfinden wir als aufmunternd und frisch, daher mag es zu einer besseren Stimmung beitragen; schwere Aromen wie Myrcen könnten einfach an sich dämpfend wirken. Eine weitere Hypothese ist, dass Cannabis-Sorten, die reich an einem bestimmten Terpen sind, auch weitere, bisher wenig bekannte Cannabinoide enthalten, welche gemeinsam mit dem Terpen vererbt wurden.

Muss ich Cannabis unbedingt kiffen, um eine Wirkung zu erzielen?

Ganz klare Antwort: Sie müssen Cannabis nicht kiffen – das ist ein weit verbreiteter Irrglaube. Viele stellen sich unter Cannabis-Konsum automatisch das Rauchen eines Joints vor, aber in Wahrheit gibt es eine ganze Reihe von Konsumformen, von denen einige deutlich besser für Ihre Gesundheit sind. Rein medizinisch gesprochen ist das klassische Kiffen – also das Rauchen von Cannabis, häufig in Kombination mit Tabak – sogar die unvorteilhafteste Variante. Sowohl was die körperlichen Auswirkungen betrifft als auch die Effizienz der Wirkstoffaufnahme.

Beim Kiffen wird Cannabis verbrannt. Die dabei entstehenden Temperaturen sorgen dafür, dass nicht nur Wirkstoffe wie THCA aktiviert werden, sondern auch eine Vielzahl an Verbrennungsprodukten entsteht – vergleichbar mit dem Zigarettenrauchen. Aus medizinischer Sicht sind der heiße Rauch und die entstehenden Schadstoffe, die mit ihm direkt in Atemwege und Lunge gelangen – etwa Teer, Kohlenmonoxid und Benzol –, kritisch zu betrachten. Zumal diese Stoffe in vergleichsweise hoher Konzentration auftreten: Ein purer Joint enthält deutlich mehr Teer als eine Zigarette. In Europa ist darüber hinaus der sogenannte Beikonsum von Nikotin sehr verbreitet. Anders als beispielsweise in den USA, wo Joints häufig pur geraucht werden – also ausschließlich mit zerkleinerten Cannabis-Blüten gefüllt –, mischen die meisten Konsumenten hierzulande Tabak in ihre Joints. Entweder um die Wirkung zu »steuern« oder um die Cannabis-Blüten besser brennbar zu machen. Nikotin ist jedoch nicht nur gesundheitsschädlich, sondern auch sehr stark suchterzeugend, was den Cannabis-Konsum in solchen Fällen zusätzlich problematisch macht.

Ein weiteres Problem beim Verbrennen von Cannabis ist die sogenannte Nebenstrominhalation. Das bedeutet: Ein Teil des Rauchs entweicht einfach in die Luft, während der Joint brennt – das ist nicht nur ineffizient, weil Wirkstoffe verloren gehen, sondern auch bedenklich für Umstehende, die den Rauch passiv einatmen. Gerade in geschlossenen Räumen oder in Anwesenheit anderer kann das zu ungewollten psychoaktiven Effekten führen.

Aus all diesen Gründen bewerte ich das Vaporisieren – also das Verdampfen von Cannabis – als die sehr viel vernünftigere Inhalationsmethode. Beim Vaporisieren wird das Pflanzenmaterial nicht verbrannt, sondern auf eine kontrollierte Temperatur erhitzt, bei der die gewünschten Wirkstoffe wie THC und CBD verdampfen, ohne dass es zur Entstehung von schädlichen Verbrennungsprodukten kommt. (Bei vielen Vaporizern lässt sich die Temperatur ganz einfach einstellen.) Die dabei entstehenden Dämpfe sind deutlich weniger reizend für die Atemwege und der gesamte Vorgang ist gesundheitlich gesehen schonender. Außerdem ist das Vaporisieren effizienter, da keine Wirkstoffe durch Nebenstrom oder offene Verbrennung verloren gehen. Man inhaliert gezielt nur das, was man tatsächlich auch konsumieren möchte.

Obwohl die wissenschaftliche Datenlage noch nicht ganz eindeutig ist, spricht aus medizinischer Sicht sehr viel für das Verdampfen als Form der Inhalation. Ich kenne viele Patientinnen und Patienten, die erfolgreich vom Joint auf einen Vaporisator umgestiegen sind – und sie berichten oft nicht nur von einem angenehmeren Konsumgefühl, sondern auch von einer spürbaren Entlastung der Lunge. Das Atemgefühl verbessert sich, der Hustenreiz geht zurück und es gibt insgesamt weniger körperliche Nebenwirkungen.

Mein Fazit ist daher klar: Nein, man muss Cannabis keineswegs kiffen, um die Wirkung zu spüren. Im Gegenteil – ich würde als Arzt immer dazu raten, genau das zu vermeiden.

Wie sieht es mit anderen Konsumformen aus? Kann ich Cannabis einfach essen?

Die Frage, ob man Cannabis essen kann, begegnet mir ziemlich häufig – und die kurze Antwort lautet: Ja, man kann. Aber die entscheidende Frage ist nicht, ob man es essen *kann*, sondern ob es dann auch *wirkt*. Und hier liegt der eigentliche Knackpunkt. Denn: Wer erwartet, durch das bloße Essen von rohen Cannabis-Blüten einen klassischen Rausch oder gar eine therapeutische Wirkung zu erzielen, wird ziemlich sicher enttäuscht.

Der Grund dafür liegt in der chemischen Struktur des Wirkstoffs. In der Pflanze liegt das THC – also der Stoff, der für die psychoaktive Wirkung verantwortlich ist – nicht in seiner aktiven Form vor. Stattdessen enthält frisches oder auch getrocknetes Cannabis vor allem die THC-Säure, also THCA. Diese Vorstufe hat keine nennenswerte psychoaktive Wirkung, zumindest nicht im Sinne dessen, was sich die meisten Menschen unter dem High oder einer medizinischen Wirkung vorstellen. Um THCA in das wirksame Delta-9-THC umzuwandeln, wir haben es schon gelernt, ist der Prozess namens Decarboxylierung notwendig. Und dieser Prozess findet vor allem dann statt, wenn Cannabis erhitzt wird – sei es durch Rauchen, Vaporisieren oder durch Kochen und Backen.

Wenn Sie also einfach ein Stück rohes Cannabis kauen oder es in einen Salat mischen, dann nehmen Sie in erster Linie THCA zu sich. Je nachdem, wie alt und wie lange gelagert das Pflanzenmaterial ist, kann es sein, dass sich durch natürliche Alterung ein kleiner Teil des THCA bereits in aktives THC umgewandelt hat – das passiert tatsächlich mit der Zeit. Deshalb berichten manche Menschen auch von einer leichten Wirkung, wenn sie alte Cannabis-Blüten essen. Aber: Diese Wirkung ist in aller Regel sehr mild und kaum zuverlässig reproduzierbar. Interessanterweise ist die Geschwindigkeit der Umwandlung von THCA zu THC in Cannabis-Blüten bei Raumtemperatur sortenabhängig. Bei einigen Sorten liegen nach sechs Monaten schon 30 Prozent aktives THC vor, bei anderen nur 2 Prozent.

Um bei oraler Einnahme eine wirklich spürbare Wirkung zu erreichen, muss man Cannabis daher gezielt erhitzen. Der Klassiker ist hier das Backen oder Kochen – also beispielsweise die Herstellung von Cannabis-Butter oder -Öl, die man dann weiterverarbeiten kann. Wichtig ist dabei: Die

Decarboxylierung passiert nicht mal eben in fünf Minuten. Wenn Sie das Maximum an THC aus Ihrem Material herausholen wollen, sollten Sie es etwa zwei Stunden lang bei rund 100 Grad Celsius erhitzen. Erst dadurch wird der Großteil des THCA in THC umgewandelt und für unseren Körper in wirksamer Form verfügbar.

Man kann also nicht einfach eine Blüte essen und eine Wirkung erwarten. Wenn man sich aber beispielsweise eine Cannabis-Butter herstellt (siehe »Kochen mit Cannabis«) oder auf ein decarboxyliertes Cannabis-Extrakt zurückgreift, ist die orale Einnahme eine sehr potente Option – mit einer anderen Dynamik: Die Wirkung setzt verzögert ein, manchmal erst nach ein bis zwei Stunden, hält dafür aber deutlich länger an, häufig vier bis acht Stunden. Genau diese Verzögerung birgt ein Risiko. Wer ungeduldig wird und nachdosiert, läuft Gefahr, sich überzudosieren. Die Effekte sind zwar nicht gefährlich im toxischen Sinn – eine tödliche Überdosis allein von Cannabis ist bisher nicht bekannt –, sie können aber sehr unangenehm sein, etwa durch starke Desorientierung, Panik oder Kreislaufprobleme. Deshalb rate ich bei oraler Einnahme zu besonderer Vorsicht und langsamer Dosissteigerung.

In der medizinischen Anwendung greift man meist auf fertige Cannabis-Extrakte zurück, die bereits decarboxyliert sind. Diese werden in Form von Tropfen oder Kapseln eingenommen und haben den Vorteil, dass die Dosierung genau bestimmt werden kann.

Wer sich für eine orale Anwendung interessiert, sollte sich entweder mit den Grundlagen der Decarboxylierung beschäftigen oder auf derartige standardisierte, medizinische Produkte zurückgreifen.

Kochen mit Cannabis – sollte man das ausprobieren?

Das ist natürlich jedem selbst überlassen, aber man sollte wissen, worauf man sich einlässt, und sich gut informieren, statt »drauflloszukochen«. Wer Lust hat, kreativ zu sein, wer bewusster konsumieren möchte oder eine gesündere Alternative zum Rauchen sucht, für den kann Kochen mit Cannabis eine gute Option sein.

Das größte Problem beim Kochen ist ganz klar die Verteilung. Wenn man das Cannabis nicht gleichmäßig im Teig verteilt, dann hat man am Ende vielleicht ein Stück Kuchen, das kaum Wirkung hat, und das nächste hat viel zu viel. Deshalb ist es wichtig, das Material vorher sehr gut zu zerkleinern und über eine geeignete Fettbasis in die Speise einzubinden. THC ist fettlöslich, es löst sich am besten in Butter, Öl oder anderen fetthaltigen Trägern. Es hat sich bewährt, mit Cannabis-Butter oder Cannabis-Öl zu arbeiten. Die kann man vorbereiten, kühl lagern und dann nach Bedarf einsetzen – ob im Kuchen, in herzhaften Gerichten oder sogar in einem einfachen Salatdressing.

Zuerst muss man die Blüten decarboxylieren. Das ist ein entscheidender Schritt, den viele Hobby-Cannabis-Köche gern vergessen – oder gar nicht kennen. Hierfür kann man entweder die Blüten vor dem Vermischen mit der Fettbasis erhitzen (circa 30 bis 45 Minuten im Ofen bei 110 Grad) oder die Butter beziehungsweise das Öl erhitzen, nachdem die Blüten darin eingelegt wurden. Das dauert zwar länger, bewahrt aber auch mehr Terpene. Eine genaue Angabe, wie lange die Decarboxylierung in verschiedenen Lösungsmitteln dauert, gibt es nicht. Viele Experten empfehlen eine langsame und lange Aktivierung, zum Beispiel über zwölf Stunden hinweg bei 70 Grad. Eine nicht unerhebliche Unsicherheit bleibt dabei allerdings bestehen, denn genau kann man nicht wissen, wie viel THC letztlich aktiviert wurde, sofern man nicht sehr hohe Temperaturen verwendet.

Wenn das ordentlich gemacht ist, hat man eine zuverlässige Grundlage, mit der man sehr flexibel arbeiten kann. Man kann sie in Butter einarbeiten oder in Öl einlegen, man kann damit backen, kochen, braten und sogar Getränke zubereiten – wobei man wieder bedenken muss, dass sich THC nicht in Wasser löst. Man darf auch nicht den Fehler machen, anzunehmen, dass Cannabis-Butter nach dem Backen oder bei einem schnellen Aufwärmen gleich stark wirkt: Das Backen aktiviert meistens noch deutlich mehr THCA und so können Kekse deutlich stärker als ein Brotaufstrich wirken.

Es gibt unzählige Möglichkeiten, kreativ zu werden – von süßen Sachen wie Muffins oder Keksen bis hin zu Pasta, Suppen oder Aufstrichen. Ich würde nur jedem raten, auf einfache, gut portionierbare Rezepte zu setzen. So kann man sich langsam an die richtige Menge herantasten.

Starten Sie am besten mit einer niedrigen Dosis. Eine gängige Faustregel liegt bei etwa 5 Milligramm THC pro Portion. Wer akkurat arbeiten will, kommt nicht umhin, den THC-Gehalt im jeweiligen Lösungsmittel zu berechnen, was ein bisschen Arbeit ist und erfordert, dass man sich gründlich ins Thema einliest. Man muss den THC-Gehalt der verwendeten Blüten kennen (wenn man sie selbst angebaut hat, liegt er häufig zwischen 18 bis 20 Prozent) und wissen, wie viel davon in der Butter oder im Öl landet. Die Extraktionsrate hängt von der Dauer der Einweichzeit ab und liegt in der Regel zwischen 60 und 80 Prozent. Daraus ergäben sich zum Beispiel bei Verwendung von 5 Gramm Blüten mit 18 Prozent THC auf 150 Gramm Butter 3,6 Milligramm THC pro Gramm Butter. Das ist keine exakte Wissenschaft, aber man kann mit Erfahrung und Sorgfalt ziemlich nah an eine verlässliche Dosierung kommen.

Viele berichten, dass der Reiz beim Kochen mit Cannabis nicht nur das Erlebnis, sondern auch der bewusste Umgang mit der Pflanze ist. Man kann genau bestimmen, wie viel man konsumieren möchte, die Wirkung besser in den Alltag integrieren und man bewirkt weder Rauchentwicklung noch einen allzu auffälligen Geruch in der Wohnung. Das ist gerade für Patienten ein enormer Vorteil. Ich kenne viele Menschen, die Cannabis gegen chronische Schmerzen, Schlafstörungen oder Angstzustände einsetzen – und für sie ist eine konstante, orale Dosierung oft viel besser steuerbar als das Inhalieren.

Abschließend kann ich sagen: Kochen mit Cannabis ist auf jeden Fall etwas, das man ausprobieren kann – wenn man mit Respekt an die Sache herangeht. Es ist kein Hexenwerk, aber es braucht ein bisschen Vorbereitung und Wissen. Wer sich die Zeit nimmt, sich damit zu beschäftigen, kann sich eine Art der Einnahme erschließen, die vielseitig, bewusst und deutlich schonender für den Körper ist als viele andere Konsumformen. Wenn die richtige Dosis gut berechnet und verteilt wurde, ist Kochen mit Cannabis im Vergleich mit anderen Einnahmeformen vergleichbar sicher und gut steuerbar.

Macht Cannabis immer müde?

Viele Menschen glauben, dass Cannabis grundsätzlich müde macht – als wäre das eine automatische Folge jedes Joints oder jeder Tinktur. Aber so eindeutig ist das nicht. Die Wirkung von Cannabis ist komplex, individuell und stark abhängig von der Sorte, der Art des Konsums, der Dosierung und auch davon, in welcher Stimmung und Verfassung sich jemand gerade befindet. (Sie erinnern sich: »Drug, Set und Setting«.) Allerdings ist das dosisabhängig: Bei zu hoher Dosis macht Cannabis irgendwann *immer* müde.

Zunächst einmal: Ja, es ist richtig, dass viele Sorten von Cannabis eine beruhigende oder schlaffördernde Wirkung haben können. Das liegt an bestimmten Inhaltsstoffen, allen voran THC und Terpenen wie Myrcen. Myrcen ist ein Duftstoff, der auch in Lavendel und Hopfen vorkommt und für seine entspannende, manchmal sogar sedierende Wirkung bekannt ist. Besonders Indica-Sorten sind dafür bekannt, genau diesen Effekt auszulösen. Sie werden gern am Abend konsumiert, um zur Ruhe zu kommen, abzuschalten und leichter in den Schlaf zu finden.

Aber das ist eben nur die halbe Wahrheit. Denn genauso gibt es Sorten, die belebend wirken, die eher wach machen als müde. Diese werden meist als sativadominant bezeichnet und enthalten eine andere Mischung aus Cannabinoiden und Terpenen – zum Beispiel Limonen oder Pinene –, die für eine eher anregende Wirkung bekannt sind. Wer solche Sorten konsumiert, berichtet nicht selten von einem regelrechten Energieschub, von kreativen Gedanken, von Gesprächsfreude oder dem Bedürfnis, sich zu bewegen oder Dinge zu erledigen. Sativa-Sorten eignen sich daher besser für den Tagesgebrauch – während man bei einer sedierenden Indica möglicherweise mitten am Tag auf dem Sofa einschläft und nicht mehr hochkommt.

Was viele nicht wissen: Zwischen diesen beiden Polen gibt es jede Menge Hybridsorten, also Kreuzungen aus Indica und Sativa, die jeweils unterschiedliche Wirkprofile haben können – je nachdem, welche genetischen Merkmale dominieren. So kann es sein, dass eine Sorte zwar körperlich entspannt, aber geistig anregt – oder umgekehrt. Genau deshalb ist es schwer, pauschal zu sagen, ob Cannabis nun müde macht oder nicht. Die Antwort hängt immer vom konkreten Produkt, von der Menge, vom Konsumkontext und natürlich auch von der jeweiligen Person ab. Denn jeder Mensch reagiert anders: Während der eine nach einem Zug an der Tüte schläfrig wird, spürt der andere gar nichts – oder fühlt sich innerlich aufgekratzt.

Dazu kommt, dass das Empfinden von Müdigkeit subjektiv ist. Was der eine als angenehme Schwere und entspannte Ruhe empfindet, beschreibt die andere Person vielleicht schon als »zu viel«, als lähmende Trägheit oder sogar als unangenehme Erschöpfung. Manche fühlen sich zwar körperlich völlig entspannt, bleiben aber geistig wach und denken viel nach – manchmal sogar zu viel. Andere wiederum berichten von einem Gefühl der Schwere im ganzen Körper, das sich wie ein innerer Magnet anfühlt, der einen auf das Sofa zieht – ohne dass man sich wirklich schläfrig fühlt. In solchen Fällen handelt es sich nicht um Müdigkeit im klassischen Sinne, sondern eher um ein gesteigertes Ruhebedürfnis oder eine körperliche Passivität, die durch das Cannabis ausgelöst wird.

Und dann gibt es auch noch den paradoxen Effekt: Manche Menschen schlafen nach dem Konsum von Cannabis zwar ein, wachen aber in der Nacht wieder auf oder fühlen sich am nächsten Morgen unausgeschlafen – ähnlich wie nach dem Konsum von Alkohol oder Schlaftabletten. Das liegt unter anderem daran, dass THC die Schlafarchitektur beeinflusst und zum Beispiel die REM-Phasen verkürzen kann. Für Menschen mit Einschlafproblemen kann das zunächst hilfreich sein – wer aber dauerhaft gesund durchschlafen will, kann dies nicht durch Cannabis-Einnahme erreichen.

Was heißt das unterm Strich? Cannabis kann müde machen, tut es aber nicht zwangsläufig. Die Wirkung ist stark abhängig von der Sorte, dem Terpenprofil, der Dosierung, dem Zeitpunkt des Konsums – und von Ihnen selbst. Wenn

Sie gezielt auf der Suche nach Entspannung sind und besser einschlafen wollen, dann sind Sorten mit einem hohen Myrcen- oder Linalool-Gehalt, also eher indicalastige Varianten, von Vorteil. Wenn Sie dagegen eine Sorte suchen, die Sie geistig wach hält oder sogar etwas antreibt, sollten Sie eher zu Sativa oder sativadominierten Hybriden greifen.

Wieso macht Kiffen hungrig?

Kiffen macht müde, kiffen macht hungrig. Manche Klischees sind einfach genau das: Klischees. Andere sind näher an der Wahrheit dran. Dass viele Menschen nach dem Konsum von Cannabis plötzlich Heißhunger verspüren und das Essen intensiver schmecken, ist weit mehr als ein Klischee – dahinter steckt eine gut erforschte, wissenschaftlich nachvollziehbare Wirkung von Cannabis auf den menschlichen Körper. Der Grund dahinter liegt wieder einmal im wohl wichtigsten Cannabinoid: THC.

Ich habe schon erklärt, dass THC mehr oder weniger nach dem Schlüssel-Schloss-Prinzip an bestimmte Rezeptoren im Gehirn andockt. Diese Rezeptoren (in dem Fall vor allem der CB1-Rezeptor) sind Teil unseres Endocannabinoid-Systems, das unter anderem unsere Stimmung, das Schmerzempfinden, das Gedächtnis und, Sie erinnern sich, auch den Appetit reguliert. Wird dieses System durch THC beeinflusst, kommt es zu mehreren bemerkenswerten Effekten – unter anderem zu einer Verstärkung der Geruchs- und Geschmackswahrnehmung.

Studien, etwa aus dem Fachjournal *Nature Neuroscience*, zeigen, dass THC die Sinne sensibilisiert, insbesondere den Geruchssinn. Und da Geschmack stark über den Geruch vermittelt wird, erscheint das Essen nach dem Konsum von Cannabis tatsächlich aromatischer und leckerer.

Doch das ist nur ein Teil der Erklärung. THC sorgt nicht nur dafür, dass Aromen intensiver wahrgenommen werden, sondern aktiviert auch direkt das Hungerzentrum im Gehirn. Es imitiert körpereigene Botenstoffe, die normalerweise dafür zuständig sind, uns zu signalisieren, dass wir etwas essen sollten. Das führt dazu, dass wir auch dann Appetit bekommen, wenn wir eigentlich satt sind. Diese Kombination – geschärfte Sinne und ein aktiviertes Hungergefühl – sorgt für den klassischen »*Munchies*-Effekt«: Plötzlich steht man vor dem Kühlschrank, ist auf der Suche nach Chips, Schokolade oder der dritten Portion Nudeln, die jetzt irgendwie viel besser schmeckt als sonst.

Das Phänomen ist so weit verbreitet, dass es längst nicht mehr nur in Popkultur und Filmen auftaucht, sondern auch medizinisch eine Rolle spielt – zum Beispiel bei Patienten mit Appetitverlust, etwa durch Chemotherapie oder Essstörungen. Hier kann versucht werden, mit Cannabis gezielt den Appetit zu fördern. Zusammengefasst lässt sich sagen: Der Heißhunger nach dem Kiffen ist weder Einbildung noch Zufall, sondern ein belegbarer biologischer Effekt. THC sorgt dafür, dass wir hungrig werden, unser Essen intensiver riechen und schmecken.

Kapitel 2:

Legalisierung in Deutschland und weltweit

In Deutschland ist Cannabis legal - ist jetzt wirklich alles erlaubt?

Hier lautet die objektive klare Antwort: Nein, es ist absolut nicht alles erlaubt. Denn es handelt sich nur um eine Teillegalisierung statt um eine Legalisierung im eigentlichen Sinn. Legal sind seit dem 1. April 2024 lediglich der Besitz kleiner Mengen, der private Eigenanbau und der Konsum unter bestimmten Bedingungen. Genauer gesagt: Erwachsene ab 18 Jahren dürfen bis zu 25 Gramm Cannabis in der Öffentlichkeit mit sich führen und bis zu 50 Gramm in ihrer Wohnung besitzen. Zusätzlich ist der private Anbau von bis zu drei Cannabis-Pflanzen pro Person erlaubt – allerdings nur für den Eigenbedarf. Der Konsum ist grundsätzlich ebenfalls gestattet, darf aber nicht in der Nähe von Kindern, Schulen, Kitas oder ähnlichen Einrichtungen erfolgen. Klingt doch recht einfach? Dann warten Sie auf den Rattenschwanz der ganzen Geschichte.

Schauen wir uns das neue Cannabis-Gesetz genauer an. Zunächst einmal besteht es aus zwei Gesetzen: dem Konsumcannabisgesetz (KCanG) und dem Medizinal-Cannabisgesetz (MedCanG). (Ja, das eine Gesetz schreibt sich mit Bindestrich und das andere ohne; schon da wird es kompliziert.) Das Konsumcannabisgesetz regelt den nicht-medizinischen Umgang mit Cannabis, also beispielsweise die Besitzgrenzen, den privaten Eigenanbau von bis zu drei Pflanzen, Konsumverbote in bestimmten Zonen sowie die Rahmenbedingungen für sogenannte Anbauvereinigungen. Das Medizinal-Cannabisgesetz hingegen befasst sich mit der medizinischen Nutzung, etwa der Verschreibung durch Ärzte und der Abgabe in Apotheken.

Insgesamt bilden diese beiden Gesetze ein wahnsinnig komplexes Regelwerk von Hunderten Seiten, und zwar für jeden der beiden Bereiche. Das Wort »Verbot« kommt unzählige Male darin vor. Letztlich braucht man schon fast einen Juraabschluss, um wirklich zu wissen, was legal ist und was nicht.

Der vielleicht wichtigste Punkt: Cannabis kann man weiterhin nicht kaufen. Das Gesetz sieht keine Möglichkeit vor, dass man »Konsumcannabis« erwerben kann. Die Bundesregierung wollte wohl nicht gegen eine UN-Konvention verstoßen und hatte Sorge, die EU würde Deutschland dafür abmahnen, falls jemand Cannabis verkaufte. In einer sehr engen Auslegung der UN-Konvention zum Umgang mit Betäubungsmitteln wäre das nämlich verboten. Andere Länder sehen das natürlich komplett anders – in Kanada oder erstaunlicherweise auch in den USA wird Cannabis munter verkauft und es gibt sogar börsennotierte Unternehmen, deren Geschäftszweck der Anbau und Verkauf von Konsumcannabis ist.

Was hierzulande stattdessen erlaubt wurde, ist der nichtkommerzielle Anbau von Cannabis. Das kann zu Hause geschehen oder in Anbauvereinigungen, die oft fälschlicherweise »Social Clubs« genannt werden. Denn sonderlich »social« sind diese Clubs nicht: Dort darf zwar angebaut werden, aber gemeinsam geraucht oder konsumiert werden darf nicht. Auch das Weitergeben von Cannabis an Bekannte ist verboten – selbst wenn man es eigenhändig angebaut hat und dafür kein Geld verlangt.

Deutschland hat hier einen einzigartigen Sonderweg gewählt. Während andere Länder durch die Cannabis-Legalisierung Steuereinnahmen generieren und Arbeitsplätze schaffen, ist das in Deutschland ausdrücklich nicht gewünscht. Die derzeitige Teillegalisierung verursacht viele Kosten und ist so kompliziert, dass sie für den Einzelnen schwer umzusetzen ist.

Ein Beispiel für die Komplexität: Der Anbau von bis zu drei Pflanzen ist pro Person erlaubt, die dauerhaft an einem Wohnsitz gemeldet ist. Gleichzeitig ist der Besitz von nur 50 Gramm Cannabis aus eigener Ernte erlaubt – bezogen auf die Trockenmenge. Es ist aber relativ schwierig vorherzusehen, wie groß die Trockenmenge nach einer Ernte wirklich sein wird. (Wir sehen uns das Ganze im Kapitel über den Anbau noch genauer an.) Wer also mehr als 50 Gramm Ertrag aus seiner Ernte hat, verstößt zumindest kurzfristig gegen das Gesetz – so lange, bis er den Überschuss entsorgt hat. Wie erwähnt, kann aus den geernteten Blüten allerdings auch Haschisch hergestellt werden, also eine deutlich konzentriertere Form. Das Gesetz schweigt sich zur erlaubten Höchstmenge von Haschisch aus. Wer auf der sicheren Seite sein will, sollte davon ausgehen, dass nur der Besitz von so viel Haschisch erlaubt ist, wie aus 50 Gramm trockenen Blüten hergestellt werden kann. Wie viel das genau ist, ist eine unschöne Unschärfe der aktuellen Gesetzgebung.

Hier stößt man dann auf das nächste Problem: Wie genau entsorge ich mein Zuviel an Cannabis? Wenn Sie jetzt daran denken, die überschüssige Ernte einfach weiterzugeben, liegen Sie weit daneben: Es ist verboten, Cannabis an andere Personen abzugeben – auch als Geschenk oder innerhalb der Familie. Selbst dies würde gegen das Konsumcannabisgesetz verstoßen.

Rechtskonform müssten Sie den Überschuss stattdessen vernichten, ihn zum Beispiel über den Hausmüll entsorgen. Kompostieren ist ebenfalls nicht erlaubt und es gibt auch keine Möglichkeit, legal »auf Vorrat« zu lagern oder die überzählige Menge amtlich zu melden.

Wird Deutschland irgendwann vollständig legalisieren? Meiner Meinung nach ist das durchaus möglich, aber es wird Zeit brauchen. Die aktuelle Teillegalisierung ist ein Kompromiss zwischen verschiedenen politischen Kräften und internationalen Verpflichtungen. Wenn sich zeigt, dass das System funktioniert und andere Länder erfolgreich vollständig legalisiert haben, könnte Deutschland nachziehen. Allerdings müssten dafür auch die UN-Konventionen geändert werden oder Deutschland müsste bereit sein, diese nach dem Vorbild anderer Länder zu ignorieren beziehungsweise freier zu interpretieren – was bei der deutschen Mentalität eher unwahrscheinlich ist.

Was hat es mit den Anbauvereinen auf sich?

Die Anbauvereine, auch »Cannabis Social Clubs« und offiziell etwas komplizierter »Anbauvereinigungen« genannt, sind eine der wenigen legalen Möglichkeiten, in Deutschland an Cannabis zu kommen. Sie sind Teil des deutschen Sonderwegs und unterscheiden sich deutlich von dem, was man sich unter einem Club vorstellen könnte.

Ein Anbauverein ist eine gemeinnützige Vereinigung von Erwachsenen, die gemeinsam Cannabis für den Eigenkonsum ihrer Mitglieder anbauen. Die Vereine dürfen bis zu 500 Mitglieder haben und Cannabis in geschlossenen Räumen oder auf abgeschirmten Flächen kultivieren. Anbauvereinigungen dürfen an jedes Mitglied, welches das 21. Lebensjahr vollendet hat, höchstens 25 Gramm Cannabis pro Tag und höchstens 50 Gramm pro Kalendermonat zum Eigenkonsum weitergeben. An Heranwachsende (Menschen im Alter von 18 bis 21 Jahren) dürfen Anbauvereinigungen höchstens 25 Gramm Cannabis pro Tag und höchstens 30 Gramm Cannabis pro Kalendermonat weitergeben. Das Cannabis, das an Heranwachsende weitergegeben wird, darf einen THC-Gehalt von 10 Prozent nicht überschreiten.

Festzustellen, wie viel THC im geernteten Cannabis enthalten ist, ist für die Vereine jedoch höchst kompliziert. Den erforderlichen Test müsste ein Labor durchführen. Nun ist den Vereinen aber der Versand von Konsumcannabis verboten, die Proben müssen also persönlich zum Labor gebracht werden. Außerdem gibt es für kommerzielle Labore in Deutschland keine Erlaubnis zum Umgang mit Konsumcannabis. Ob das nächstgelegene behördliche Labor sich dazu bereiterklärt oder überhaupt in der Lage ist, bleibt Glückssache. Komplett durchdacht scheint das Gesetz im ersten Entwurf jedenfalls nicht zu sein.

In den Räumen der Vereinigung ist gemeinsamer Konsum verboten. Man kann also nicht einfach mit anderen Mitgliedern zusammen die Ernte testen oder Cannabis-Events veranstalten. Der Verein dient ausschließlich der gemeinschaftlichen Produktion, nicht dem gemeinschaftlichen Konsum.

Die Gründung eines solchen Vereins ist außerdem mit hohem bürokratischem Aufwand verbunden. Man braucht eine Erlaubnis der zuständigen Behörde, muss detaillierte Anbau- und Sicherheitspläne vorlegen und regelmäßig Bericht erstatten. Die Vereinsräume müssen bestimmte Sicherheitsstandards erfüllen, der Anbau muss dokumentiert werden und es gibt strenge Auflagen für die Lagerung und Abgabe.

Außerdem dürfen die Vereine nicht kommerziell arbeiten. Das bedeutet, sie dürfen nur die tatsächlichen Kosten für Anbau, Räumlichkeiten und Verwaltung von ihren Mitgliedern verlangen – Gewinn zu machen ist verboten. Das macht es schwierig, qualifiziertes Personal zu finden oder in professionelle Anbauausrüstung zu investieren.

Ein weiterer wichtiger Punkt: Jugendschutz wird großgeschrieben. Personen unter 18 Jahren dürfen nicht Mitglied werden, und auch 18- bis 21-Jährige erhalten nur begrenzte Mengen und Cannabis mit niedrigerem THC-Gehalt. Werbung für die Vereine ist weitgehend verboten und sie dürfen sich nicht in der Nähe von Schulen, Kinder- und Jugendeinrichtungen ansiedeln.

Ich denke, dass diese Anbauvereine durchaus eine sinnvolle Alternative zum Schwarzmarkt darstellen könnten. Sie ermöglichen kontrollierten Anbau, Qualitätssicherung und nehmen kriminellen Strukturen den Markt weg. Allerdings ist das System so bürokratisch und restriktiv gestaltet, dass es fraglich ist, ob sich genügend Vereine gründen werden, um den Bedarf zu decken. Viele potenzielle Gründer schrecken vor dem Aufwand zurück und die strengen Auflagen machen den Betrieb teuer und kompliziert.

Wie unterscheidet sich die deutsche Legalisierung von der anderer Länder?

Die deutsche Cannabis-Teillegalisierung ist wie schon angedeutet international ziemlich einzigartig. Während andere Länder pragmatische Ansätze gewählt haben, schlug Deutschland den mitunter extrem komplizierten Mittelweg ein und verzichtet auf Steuereinnahmen und die Schaffung von Arbeitsplätzen.

In Kanada und vielen US-Bundesstaaten wurde Cannabis vollständig legalisiert, inklusive kommerziellem Verkauf. Dort kann man in lizenzierten Geschäften Cannabis kaufen, der Staat kassiert Steuern, es entstehen Arbeitsplätze und die Qualität wird kontrolliert. Das System funktioniert dort größtenteils gut, auch wenn es anfänglich Herausforderungen gab. Sicherlich ist der Sinn einer Legalisierung nicht, einen neuen Markt zu schaffen, damit der Staat Steuern generiert. Nur ist es besser, wenn etwas ohnehin verkauft wird, dies transparent zu kontrollieren und wie bei allen Waren die Gemeinschaft finanziell daran zu beteiligen. Es geht hier immerhin nicht um unerhebliche Summen. In den USA spülte der Verkauf von Cannabis im Jahr 2024 über vier Milliarden Dollar in die Staatskassen. Dort sind die Gelder sicherlich besser aufgehoben als bei mafiösen Banden – und könnten beispielsweise auch zur Bekämpfung ebendieser Strukturen eingesetzt werden.

Deutschland hingegen hat sich gegen den kommerziellen Verkauf entschieden – aus Angst vor Konflikten mit internationalen Verträgen. Das Ergebnis ist ein System, das Cannabis zwar teilweise erlaubt, aber praktisch schwer zugänglich macht. Man darf es besitzen und anbauen, aber nicht kaufen oder verkaufen. Das ist, als würde man Autofahren erlauben, aber den Verkauf von Autos verbieten.

Besonders interessant ist der Vergleich mit den Niederlanden, wo viele Menschen denken, Cannabis sei schon lange legal. Tatsächlich war Cannabis in den Niederlanden nie wirklich legalisiert, sondern stets nur geduldet. Die berühmten Coffeeshops dürfen zwar große Mengen Cannabis verkaufen, aber maximal 500 Gramm vorrätig haben – und der Anbau und Großhandel bleiben illegal.

Diese Halbherzigkeit führte zu grotesken Situationen: Die Coffeeshops konnten legal verkaufen, mussten aber illegal einkaufen. Das schuf ein komplexes illegales Netzwerk, das die Shops mit Cannabis versorgte. Wer ohnehin schon illegal Cannabis schmuggelte, hatte wenig Hemmungen, auch andere Drogen wie Kokain oder Amphetamine mitzubringen. Die hohe Drogenkriminalität in den Niederlanden ist also nicht auf die Cannabis-Legalisierung zurückzuführen, sondern auf die dysfunktionale Cannabis-Duldung und das Fehlen einer echten Legalisierung, welche die gesamte Versorgungskette berücksichtigt.

Inzwischen hat sich das theoretisch geändert. Es gibt jetzt ein Projekt, bei dem zehn verschiedene Firmen Konsumcannabis für die Coffeeshops anbauen dürfen. Bisher ist dieser Vorstoß allerdings noch nicht erfolgreich. Es gibt nicht genug Firmen, die ausreichende Mengen liefern können, und die Coffeeshops stehen vor einem Dilemma: Sobald sie sich entschieden haben, von den legalen Firmen zu beziehen, dürfen sie nicht mehr aus dem Schwarzmarkt kaufen und sind Rechenschaft schuldig über den Ursprung des Cannabis. Wenn die legalen Anbauer Lieferprobleme haben, stehen die Shops also ohne Ware da. Dadurch liegt es nahe, nicht umzustellen, sondern weiter illegal zu kaufen, solange diese Möglichkeit als großer blinder Fleck in der staatlichen Aufsicht geduldet bleibt.

Länder wie Portugal haben einen anderen Weg gewählt: Dort wurden alle Drogen entkriminalisiert, der Fokus liegt auf der Behandlung von Drogenabhängigkeit statt auf der Bestrafung der Abhängigen. Uruguay war das erste Land, das Cannabis vollständig legalisierte, mit staatlich kontrolliertem Anbau und Verkauf.

Deutschland steht mit seiner Teillegalisierung ziemlich allein da. Ich denke, das liegt an der deutschen Mentalität, alles perfekt regulieren zu wollen, gepaart mit der Angst vor internationalen Konflikten. Das Ergebnis ist ein System, das theoretisch funktionieren könnte, praktisch aber so kompliziert ist, dass es viele Menschen eher abschreckt, als ihnen zu helfen.

Führt eine Legalisierung zu mehr Konsum und ist das nicht ein falsches Signal?

Ein heiß debattiertes Thema. Auf der einen Seite heißt es, sobald etwas legal sei, werde es natürlich auch viel mehr konsumiert. Eine Legalisierung wirke als Ermunterung. Auf der anderen Seite argumentiert man, dass Cannabis, obwohl illegal, schon lange so einfach zu bekommen gewesen sei, dass alle konsumieren konnten, die das wollen. Der Konsumentenkreis werde sich also nicht vergrößern.

Ich glaube, die Wahrheit liegt in der Mitte, und halte die Sorge vor einer »Kiff-Epidemie« nach der Legalisierung für übertrieben. Ja, es kann zu einem leichten Anstieg des Konsums kommen – vor allem, weil das Stigma fällt und der Zugang sicherer wird. Aber das bedeutet nicht, dass plötzlich alle Menschen kiffen. Entscheidend ist, wie klug und verantwortungsvoll ein Land die Legalisierung umsetzt.

Was sagen die Daten? Für Deutschland gibt es bisher keine bundesweit erhobenen statistischen Daten, wie sich die Teillegalisierung auf das Konsumverhalten ausgewirkt hat. Was es allerdings gibt, ist die Untersuchung von Abwasserproben, in denen ein Abbauprodukt von Cannabis – das THC-COOH – quantitativ bestimmt wird. Im Abwasser von Stuttgart wurden die THC-COOH-Gehalte vom April 2024 mit denen vom April 2025 verglichen. Das Ergebnis bestätigt meine Einschätzung: ein moderater Anstieg von 10 bis 15 Prozent – weit entfernt von einer Epidemie.

Vielleicht sogar noch interessanter: In dieser Stuttgarter Studie kam heraus, dass Cannabis an jedem Tag der Woche in etwa gleich viel konsumiert wird. Das spricht dafür, dass Cannabis mehrheitlich wohl eher therapeutisch denn als

Wochenend-Party-Droge genutzt wird. Also: Was lernen wir daraus? Auf jeden Fall, dass die Panikmache mancher Demagogen, mit einer Legalisierung wären wir verloren, schlicht falsch war.

Auch zeigte sich kein sprunghafter Anstieg an behandlungsbedürftigen Fällen in der baden-württembergischen Landeshauptstadt. Am Beispiel Stuttgart, so bestätigt es Maurice Cabanis, der Ärztliche Direktor des Klinikums Stuttgart und erster Vorsitzender der Deutschen Gesellschaft für Suchtmedizin, scheint sich vor allem zu zeigen, dass Betroffene seit der Legalisierung eher früher die Suchtklinik aufsuchen. Internationale Erfahrungen zeigen ein ähnliches Bild. In den US-Staaten, die Cannabis legalisiert haben, gab es meist einen moderaten Anstieg des Konsums, aber keine dramatische Explosion. Interessant ist, dass dieser Anstieg oft bei Erwachsenen über 21 Jahren stattfand, während der Jugendkonsum in vielen Fällen sogar zurückging.

Das macht Sinn: Wenn Cannabis legal und reguliert ist, wird es für Jugendliche oft schwerer zugänglich, weil Dealer weniger Interesse haben, auf Schulhöfen zu verkaufen. Außerdem ermöglicht eine Legalisierung bessere Präventions- und Aufklärungsarbeit.

Mit guter Aufklärung, Jugendschutz und Regulierung kann man sogar weniger problematischen Konsum erreichen als in einem Verbotssystem. Wenn Menschen Cannabis legal und in kontrollierter Qualität bekommen, müssen sie nicht auf verunreinigte Schwarzmarktprodukte zurückgreifen. Sie können sich über Dosierung und Wirkung informieren und haben Zugang zu Beratung.

Meiner Meinung nach ist die Frage nach dem »falschen Signal« auch philosophisch interessant. Was ist denn das »richtige Signal«? Dass wir erwachsene Menschen nicht für mündig genug halten, selbst über ihren Körper zu bestimmen? Dass wir lieber ein gescheitertes Verbotssystem aufrechterhalten, als zuzugeben, dass Prohibition nicht funktioniert?

Ein intelligentes Legalisierungssystem sendet das Signal, dass die Gesellschaft Drogen ernst nimmt – ernst genug, um sie zu regulieren, statt sie zu verbieten. Es zeigt, dass wir auf Aufklärung und Schadensbegrenzung setzen statt auf Bestrafung und Stigmatisierung.

Inwiefern beeinflusst die Legalisierung die Drogenkriminalität?

Die Auswirkungen der Cannabis-Legalisierung auf die Drogenkriminalität sind komplex und werden oft missverstanden. Ein häufig angeführtes Beispiel sind die Niederlande, wo angeblich die Cannabis-Legalisierung zu mehr Kriminalität geführt habe. Diese Darstellung ist aber nicht korrekt.

In den Niederlanden ist tatsächlich eine hohe Drogenkriminalität zu beobachten, insbesondere was bandengetriebene Aktivitäten angeht. Aber es ist sehr wichtig zu wissen, dass Cannabis in den größten Teilen Hollands nie legalisiert war. Es bestand, wie bereits erwähnt, nur eine Duldung mit dem etwas lustigen Namen *gedoogbeleid*. Diese funktionierte wie folgt: Coffeeshops durften bestimmte kleine Mengen Cannabis bei sich aufbewahren und verkaufen. Anbau und Einkauf in den Mengen, die für den Verkauf nötig waren, blieben aber illegal.

Diese Halbherzigkeit schuf ein paradoxes System: Es entstand zwar ein großer Markt, dieser musste aber immer noch illegal agieren. Die Coffeeshops brauchten große Mengen Cannabis, konnten diese aber nicht legal einkaufen. Das führte zu komplexen illegalen Netzwerken, die die Shops versorgten.

Wer ohnehin schon illegal Cannabis schmuggelte und mit Strafen bedroht war, hatte also relativ wenig Hemmungen, auch andere lukrative Produkte mitzuhandeln – wie Kokain, Amphetamine oder andere Drogen. Die Aussage, dass die Drogenkriminalität in den Niederlanden auf Cannabis zurückzuführen sei, ist also falsch. Korrekter ist es, sie auf eine dysfunktionale Cannabis-Duldung und das Fehlen einer echten Legalisierung zurückzuführen.

In Deutschland zeigen sich nach der Teillegalisierung erste positive Effekte. Nach Aussagen der Polizeigewerkschaft sind Drogendelikte insgesamt deutlich gesunken, Delikte im Zusammenhang mit Cannabis sogar ganz erheblich. Das führt zu einer spürbaren Verringerung des Arbeitsaufwands bei der Polizei – was ja auch ein Ziel der Teillegalisierung war.

Das macht Sinn: Wenn Cannabis-Besitz und -Anbau in einem bestimmten Rahmen legal sind, fallen automatisch viele Strafverfahren weg. Die Polizei kann sich auf andere Aufgaben konzentrieren, die Gerichte werden entlastet und Ressourcen können sinnvoller eingesetzt werden.

Internationale Erfahrungen bestätigen diesen Trend. In US-Staaten mit Cannabis-Legalisierung gingen Verhaftungen mit Bezug zu Cannabis drastisch zurück, ohne dass andere Kriminalitätsformen zunahmen. In Colorado beispielsweise sanken sogar die Gesamtkriminalitätsraten nach der Legalisierung.

Ein wichtiger Aspekt ist auch die Schwächung des Schwarzmarkts. Wenn Menschen Cannabis legal anbauen oder über Anbauvereine beziehen können, sind sie weniger auf kriminelle Dealer angewiesen. Das entzieht illegalen Strukturen

Geld und Macht. Allerdings funktioniert das nur, wenn die legalen Alternativen auch praktikabel sind – ein Problem der deutschen Teillegalisierung.

Ich denke, dass eine durchdachte Cannabis-Legalisierung die Drogenkriminalität deutlich reduzieren kann. Wichtig ist dabei, dass sie vollständig und nicht halbherzig umgesetzt wird. Halbgare Lösungen wie in den Niederlanden können sogar kontraproduktiv sein, weil sie illegale Märkte nicht eliminieren, sondern nur umformen. Eine echte Legalisierung mit kontrolliertem Verkauf würde kriminellen Organisationen einen wichtigen Einnahmezweig nehmen. Das Geld, das bisher in die Taschen von Dealern und Drogenbanden floss, könnte als Steuereinnahme dem Staat zugutekommen und für Prävention, Behandlung und die Bekämpfung der Drogenkriminalität sinnvoll eingesetzt werden. Das ist nicht nur ökonomisch sinnvoll, sondern auch gesellschaftlich gerechter.

Wirkt sich die Teillegalisierung auf Strafen beim Besitz aus?

Die deutsche Teillegalisierung hat tatsächlich zu spürbaren Veränderungen bei den Strafen und der Strafverfolgung geführt. Erwachsene dürfen wie erwähnt seit April 2024 bis zu 25 Gramm Cannabis in der Öffentlichkeit und bis zu 50 Gramm zu Hause besitzen, ohne strafrechtlich verfolgt zu werden. Das ist ein enormer Unterschied zu früher, wo bereits geringe Mengen zu Strafverfahren führen konnten, was allerdings je nach Bundesland sehr unterschiedlich gehandhabt wurde. Auch der Eigenanbau von bis zu drei weiblichen Cannabis-Pflanzen pro erwachsener Person ist straffrei geworden.

Die praktischen Auswirkungen sind beträchtlich. Polizeibeamte müssen nicht mehr jeden kleinen Cannabis-Fund dokumentieren und zur Anzeige bringen. Staatsanwaltschaften werden entlastet, weil viele Verfahren wegfallen. Gerichte haben mehr Kapazitäten für andere Fälle. Das spart nicht nur Zeit und Geld, sondern ermöglicht es auch, sich auf schwerwiegendere Straftaten zu konzentrieren.

Allerdings bleibt die Rechtslage komplex. Außerhalb der erlaubten Mengen drohen weiterhin Strafen. Wer mehr besitzt oder Cannabis weitergibt, macht sich immer noch strafbar. Besonders problematisch ist, dass der Erwerb nach wie vor illegal ist – man darf besitzen, was man legal nicht bekommen kann. Das führt zu absurden Situationen und rechtlicher Unsicherheit.

Jugendliche unter 18 Jahren dürfen weiterhin kein Cannabis besitzen oder konsumieren. Hier gelten nach wie vor die alten Strafbestimmungen, wobei meist das Jugendstrafrecht angewandt wird, das eher auf Erziehung als auf Bestrafung setzt. Für 18- bis 21-Jährige gibt es reduzierte Besitzmengen: Sie dürfen nur bis zu 30 Gramm zu Hause und 15 Gramm in der Öffentlichkeit haben.

Die Polizeistatistiken zeigen bereits erste Trends. Laut Bundeskriminalamt gingen die Straftaten im Zusammenhang mit Cannabis 2024 deutlich zurück. Während 2023 noch über 200 000 Cannabis-Delikte registriert wurden, sank diese Zahl nach der Teillegalisierung merklich. Und zwar laut der Polizeilichen Kriminalstatistik (PKS) aus dem Jahr 2024 auf 101 345 Fälle. Besonders stark war der Rückgang bei Verstößen gegen das Betäubungsmittelgesetz im Bereich »geringe Menge zum Eigenverbrauch«.

Interessant ist auch, wie sich die Polizeiarbeit verändert hat. Beamte berichten, dass sie mehr Zeit für andere Aufgaben haben und sich auf wirklich problematische Drogenkriminalität konzentrieren können. Statt Jugendliche wegen ein paar Gramm Cannabis zu verfolgen, können sie sich Dealern und organisierten Strukturen widmen.

Meiner Meinung nach war das einer der sinnvollsten Aspekte der deutschen Teillegalisierung. Die Kriminalisierung von Cannabis-Konsumenten hat niemandem geholfen – weder den Betroffenen noch der Gesellschaft. Menschen, die ohnehin schon Probleme haben, wurden durch Strafverfahren zusätzlich belastet, anstatt ihnen zu helfen.

Trotzdem bleiben Herausforderungen. Die Grenzwerte sind zum Teil willkürlich und die Kontrolle ist aufwendig. Polizisten müssen nun Cannabis wiegen und prüfen, ob es sich um Eigenanbau oder illegal erworbenes Material handelt – was in der Regel praktisch unmöglich ist. Auch die Abgrenzung zwischen erlaubtem Besitz und illegaler Weitergabe ist nicht immer eindeutig. Besonders absurd wird es an Orten wie Sportplätzen oder Fußgängerzonen: Dort ist der Konsum zwar verboten, der Besitz desselben Grases aber legal – was nicht nur Bürger, sondern auch Ordnungskräfte vor Rätsel stellt. Hinzu kommt, dass Erwachsene im Park legal konsumieren dürfen, während sie auf dem Weg dorthin gegen Regeln verstoßen könnten – etwa, wenn sie eine Fußgängerzone zur falschen Uhrzeit oder eine Schule im Sichtbereich passieren.

Ein wichtiger Punkt ist auch der Datenschutz. Früher wurden Cannabis-Konsumenten automatisch bei den Führerscheinstellen gemeldet, was oft zum Entzug der Fahrerlaubnis führte. Diese Praxis wurde mit der Teillegalisierung teilweise überarbeitet, auch wenn hier noch nicht alle rechtlichen Fragen geklärt sind.

Was hat sich in Sachen Cannabis und Autofahren verändert?

Das Thema Cannabis und Autofahren ist nach der Teillegalisierung besonders komplex geworden und sorgt für viel Verunsicherung. Die Rechtslage ist kompliziert und teilweise widersprüchlich – was auch daran liegt, dass es zu vielen Punkten keine rechtskräftigen Gerichtsurteile gibt, die gegebenenfalls für mehr Klarheit sorgen könnten.

In Deutschland ist die Kombination aus Cannabis und Autofahren streng reglementiert. Entscheidend ist mittlerweile dabei auch, woher das Cannabis stammt: Wurde es illegal auf dem Schwarzmarkt erworben, gilt eine klare Nulltoleranz – bereits kleinste Mengen THC im Blut können schwerwiegende Konsequenzen nach sich ziehen. Im Zuge der Teillegalisierung wurde im Juni 2024 jedoch der rechtliche Grenzwert für THC im Straßenverkehr angepasst und von 1,0 Nanogramm pro Milliliter Blutserum auf 3,5 angehoben. Eine einfache Faustregel, wie viel Cannabis-Konsum zu welchen Blutwerten führt, gibt es leider nicht, bei gelegentlichem Konsum muss man aber nicht davon ausgehen, dass ein Joint am Vortag zu einer Überschreitung des Grenzwerts führt. Sicherheit gibt es allerdings nicht.

Bei medizinisch verschriebenem Cannabis gilt, dass trotz Einnahme Auto gefahren werden darf, aber nur wenn die Einnahme entsprechend der Verschreibung erfolgte und die Fahrtüchtigkeit nicht beeinträchtigt ist. Trotz ärztlicher Verschreibung kann es im Zweifelsfall zu Problemen mit der Polizei kommen. Besonders tückisch ist dabei, dass THC noch tagelang im Blut nachweisbar sein kann, obwohl die berauschende Wirkung längst abgeklungen ist. Der sicherste Weg, rechtlichen Konsequenzen zu entgehen, besteht darin, nach dem Cannabis-Konsum – ob legal oder illegal – auf das

Autofahren zu verzichten. Medizinische Nutzer sollten ihre eigene Reaktion genau kennen und verantwortungsvoll handeln.

Aber hier wird es kompliziert: Was bedeutet »Fahrtüchtigkeit« konkret? Anders als bei Alkohol mit klaren Promillegrenzen ist die Bewertung bei Cannabis schwieriger, da THC bei verschiedenen Menschen unterschiedlich stark und lange wirkt. Ein erfahrener medizinischer Nutzer könnte möglicherweise auch mit höheren THC-Blutwerten sicher fahren, während ein Gelegenheitskonsument bereits bei kleinsten Mengen beeinträchtigt sein kann.

Ein weiteres Problem ergibt sich aus der Kombination von Cannabis mit anderen Substanzen: Schon geringe Mengen Alkohol zusammen mit Cannabis gelten als »Mischkonsum« und werden besonders streng verfolgt. Die Konsequenzen bei Verstößen sind drastisch und reichen von Geldstrafen und Punkten in Flensburg bis hin zu Fahrverboten und dem Führerscheinentzug. Zusätzlich kann eine medizinisch-psychologische Untersuchung (MPU) angeordnet werden, die teuer, aufwendig und nicht immer erfolgreich ist.

Besonders schwierig ist die Nachweisbarkeit: Während Alkohol relativ schnell abgebaut wird, kann THC je nach Konsumhäufigkeit tagelang oder sogar wochenlang im Blut nachweisbar bleiben, da es sich im Körperfett anreichert.

Ich denke, dass hier dringend Nachbesserungen nötig sind. Es kann nicht sein, dass Menschen, die Cannabis legal konsumieren oder medizinisch nutzen, faktisch ihre Mobilität verlieren. Andere Länder haben pragmatischere Lösungen gefunden, die sowohl die Verkehrssicherheit als auch die Rechte der Konsumenten berücksichtigen. Ein Ansatz wäre die Einführung von Fahrtüchtigkeitstests, die nicht nur das Vorhandensein von THC messen, sondern tatsächlich die Beeinträchtigung feststellen. Moderne Testverfahren können zwischen aktiver Beeinträchtigung und passivem Nachweis unterscheiden. Solche Tests werden in anderen Ländern bereits erfolgreich eingesetzt.

Bis so etwas auch hierzulande gängig ist, bleibt nur der Rat zur Vorsicht: Wer Cannabis zum Freizeitgebrauch konsumiert, sollte danach nicht Auto fahren. Auch bei medizinischer Verschreibung sollte das Führen eines Fahrzeugs erst dann erfolgen, wenn eine längere Aufdosierungsphase abgeschlossen ist und man sich sicher sein kann, dass man mit klaren Sinnen das Fahrzeug steuern kann. Im Zweifel ist es besser, auf öffentliche Verkehrsmittel oder Fahrdienste auszuweichen, als eine Strafanzeige und den Führerschein zu riskieren.

Kapitel 3:

Cannabis anbauen

Gut, dann baue ich mein Gras halt selbst an. Wie mache ich das am besten?

Wir haben gesehen, dass man trotz Teillegalisierung kein Cannabis kaufen kann und die Mitgliedschaft in einer Anbauvereinigung kompliziert ist. Bleibt also noch ein letzter Weg, an legales Cannabis zu kommen: der Eigenanbau. Die Frage nach dem »besten« Weg zum Cannabis-Anbau lässt sich nicht pauschal beantworten, denn die optimale Lösung hängt immer von den individuellen Gegebenheiten ab. Bevor wir jedoch über Anbaumethoden sprechen, muss ich einen entscheidenden Punkt vorwegstellen: Das Allerwichtigste ist, dass Sie sich gerade in dieser Sache an die geltenden Regeln halten.

In Deutschland darf man als Erwachsener drei Cannabis-Pflanzen pro Person mit festem Wohnsitz anbauen. Leben zwei Erwachsene in einem Haushalt, sind also sechs Pflanzen erlaubt. Nach der Ernte dürfen Sie jedoch maximal 50 Gramm pro Person besitzen. Wichtig zu wissen: Drei ausgewachsene Pflanzen können durchaus mehr als die erlaubten 50 Gramm ergeben – gerade bei einem Anbau auf dem Balkon oder in einem Gewächshaus sind sehr große Pflanzen mit Ergebnissen von weit über 200 Gramm pro Pflanze möglich. Überschüssiges Material muss dann, wie bereits erwähnt, ordnungsgemäß entsorgt werden, da auch die Lagerung größerer Mengen strafbar ist. Ich finde das ehrlich gesagt absurd, dass man seine eigene Ernte wegwerfen muss, aber es zeigt eben wieder einmal deutlich, dass es sich bei der aktuellen Legalisierung nur um eine Teillegalisierung handelt. Wichtig zu wissen ist auch, dass Weiterverkauf oder das Weitergeben an andere Personen strengstens verboten ist. Gemeinsamer

Konsum mit Freunden ist hingegen durchaus erlaubt – Sie können also zusammen Ihre eigene Ernte konsumieren.

Ich kann nicht genug betonen, wie wichtig es ist, sich strikt an diese Vorschriften zu halten. Obwohl Cannabis teilweise legalisiert wurde, sind die Strafen bei Verstößen nach wie vor sehr harsch. Das heißt zum Beispiel konkret: Wenn Sie 60 Gramm statt der erlaubten 50 zu Hause haben, bleiben Sie knapp im Ordnungswidrigkeitsbereich – es droht »nur« ein hohes Bußgeld. Aber: Überschreiten Sie diese Grenze – also 61 Gramm oder mehr –, kann das sehr wohl eine Straftat bedeuten, mit deutlich massiveren Konsequenzen (Geldstrafe oder bis zu drei Jahre Haft).

Nun zur eigentlichen Anbaufrage: Die beste Methode hängt ganz von Ihren räumlichen Möglichkeiten ab. Haben Sie einen sonnigen Balkon mit Südausrichtung und wohnen idealerweise in einer klimatisch günstigen Region wie etwa der Rhein-Main-Region oder im Freiburger Raum, lassen sich ausgezeichnete Ergebnisse erzielen. Cannabis liebt Sonne und Wärme, unter solchen Bedingungen entwickeln sich die Pflanzen prächtig.

Die nächste wichtige Frage lautet natürlich: Wo bekomme ich die Samen her, um überhaupt anbauen zu können? Der Handel mit Samen und Stecklingen ist in Deutschland nicht eindeutig geregelt. Auch hier stoßen wir wieder auf eine Legalisierungsabsurdität: Der Besitz von Samen ist legal, der Versandhandel jedoch nicht eindeutig erlaubt (allerdings auch nicht verboten). Spanien und Österreich verkaufen legal sowohl Samen als auch Stecklinge. Von dort dürfen Sie Samen über das Internet bestellen, Stecklinge vermutlich nicht (ganz klar verboten ist das jedoch nicht). Ich weiß, auch das hört sich wieder schrecklich kompliziert an.

Was den eigentlichen Anbau betrifft, kann ich aber etwas Mut machen. Wie Sie vielleicht wissen, wird Cannabis oft auch *weed* genannt, was so viel bedeutet wie »Unkraut«. Allein der Begriff legt nahe, dass der Anbau nicht allzu schwierig sein kann. Und in der Tat: Ein durchschnittlicher grüner Daumen sollte für den erfolgreichen Anbau ausreichen. Wer andere Pflanzen durchbringt, bringt auch Cannabis durch. Natürlich kann man nicht erwarten, beim ersten Versuch eine besonders hohe Qualität zu erreichen. Viele Hobbygärtner beschäftigen sich über Jahrzehnte mit der Optimierung ihrer Ernte.

Für den heimischen Anbau werden weibliche Pflanzen benötigt. Nicht alle Pflanzen haben Männchen und Weibchen, bei Cannabis ist das aber so, Sie erinnern sich: Es ist zweihäusig. Männliche Pflanzen bilden keine Blüten aus, nur Pollensäcke. Die Pollen verbreiten sich über den Wind und erreichen so die weibliche Pflanze. Wird die Pflanze bestäubt, bildet sie zahlreiche Samen aus, die eine Verwendung als Proteinlieferant oder Speiseöl finden. Einen psychoaktiven Effekt haben sie nicht, denn die Wirksubstanzen der Pflanze werden fast nur in den unbestäubten Blüten gebildet – und genau die will der Gärtner am Ende haben. Das heißt, man benötigt weibliche Pflanzen und diese sollten weit weg von der nächsten männlichen Pflanze aufwachsen.

Außerdem ist Hanfpflanze nicht gleich Hanfpflanze. Es gibt diverse Sorten von Cannabis, die hinsichtlich sehr unterschiedlicher Merkmale gezüchtet wurden. So genannter Nutzhanf wurde zum Beispiel so gezüchtet, dass die Fasern im Stamm besonders stabil sind. Das macht ihn gut geeignet, um daraus etwa einen robusten Sack herzustellen. Nutzhanf enthält fast keine berauschenden Substanzen.

Hat man sich entschieden und die Samen legal erworben, müssen diese zum Keimen gebracht werden. (Welche Sorte für Sie die richtige sein könnte, werden wir im weiteren Verlauf dieses Kapitels noch klären.) Praktisch ist, sie nicht direkt in die Erde zu pflanzen, sondern den Prozess genauer zu beobachten. Die Samen können dazu zum Beispiel – was ich auch empfehle – zwischen zwei stets feuchte Papiertücher gelegt werden, bis sie nach zwei bis vier Tagen keimen. Dafür sollten die Tücher mit einem Teller abgedeckt oder in einem verschließbaren Behälter bei Raumtemperatur gelagert werden, denn die Samen müssen im Dunkeln liegen.

Sind nach einigen Tagen kleine Wurzeln gewachsen, können die Samen in einen Topf gepflanzt werden. Der Topf kann ruhig sehr klein sein, nur wenige Zentimeter reichen. Wichtig: Sie dürfen nur leicht mit Erde bedeckt werden. Der weiße Wurzelsprössling schiebt den Samen durch die Erde nach oben und sollte beim Einsetzen in die Erde somit nach unten zeigen. Nach zwei bis drei Tagen sollte sich der Keimling mit zwei kleinen Keimblättern zeigen. Oft klebt die Samenhülle noch an der Triebspitze, von der man sie dann behutsam entfernen sollte.

Jetzt ist Licht entscheidend, aber nicht zu viel – wir werden noch dazu kommen, dass die Pflanze zum Blühen beschränkte Lichtzeiten benötigt. Am besten ist ein Plätzchen auf einer sonnigen Fensterbank oder unter einer Aufzuchtlampe. Bei zu wenig Licht versucht die Pflanze schnell nach oben zu schießen, man nennt das treffenderweise Geilwuchs. Das ist ein sinnvoller Mechanismus, da in der Natur die häufigste Ursache von Lichtmangel die Konkurrenz mit anderen Pflanzen ist. Im schlimmsten Fall vergeilt die Pflanze so sehr, dass sie abknickt. Es kommt oft vor, dass man nicht die genau richtige Lichtmenge verfügbar hat, um Geilwuchs zu verhindern. Das ist in der Regel nicht schlimm, man kann die Pflanzen stützen. Mit der Zeit verhärtet sich der Stängel, sodass ein Abknicken nicht mehr möglich ist.

Sobald sich vier bis fünf Blattpaare gebildet haben, ist das Umtopfen dran – entweder in einen anderen Topf oder direkt ins Freie. Da man nur drei Pflanzen anbauen darf, besteht in letzterem Fall die große Gefahr, dass Schnecken den kompletten Bestand vernichten. Eine einzige hungrige Schnecke hat schnell in einer Nacht alle Pflanzentriebe abgenagt. Das geht ratzfatz.

Bis die Pflanze etwa 30 Zentimeter groß ist, muss sie in der Regel nicht gedüngt werden. Es gibt zahlreiche Anbieter von speziellen Düngern für Cannabis-Pflanzen, oft unterteilt nach Alter der Pflanzen. Auch Zusatzstoffe, die die Blütenbildung beschleunigen, das Aroma verbessern oder die Resilienz gegen Krankheiten fördern sollen, sind zu teils erheblichen Preisen verfügbar. Notwendig für eine Ernte von 50 Gramm, also 16 Gramm pro Pflanze, ist das alles jedoch nicht.

Cannabis braucht in der Aufzucht keine Helikoptereltern. Für Gießen und Düngen gilt die altbewährte Regel: Weniger ist mehr. Die Pflanzen sollten also nicht überschwemmt werden, unbedingt muss man Töpfe mit Löchern verwenden. Hilfreich ist auch eine untere Drainageschicht aus Bimsstein. Generell gilt: Cannabis wächst überall dort, wo auch Tomaten wachsen. Aber Achtung: Im Gegensatz zu Tomaten darf Cannabis nicht im Kleingarten angebaut werden, also nur dort, wo ein fester Wohnsitz besteht. Hilfreich ist auch, eine gute Pflanzenerde zu verwenden. Torf mag ökologisch fragwürdig sein, ist aber ein ideales Wuchsmedium für Cannabis.

Beim Anbau im Freien ist zu bedenken, dass in der Regel nur ein Anbauzyklus pro Jahr möglich ist. Das liegt daran, dass Cannabis normalerweise nur dann blüht, wenn die Nächte eine bestimmte Dauer erreichen. Erforderlich sind acht bis idealerweise zwölf Stunden Dunkelheit. Der normale Lebenszyklus von Cannabis ist die Keimung im Frühjahr und die Samenbildung im Herbst. Danach sterben die Pflanzen ab, Cannabis ist – zumindest in der Regel – einjährig. Die Jahreszeit erkennt die Pflanze anhand der Dunkelphase.

Wenn es länger dunkel ist, heißt das für Cannabis: Der Winter kommt. Zeit, zu sterben. Biochemisch übersetzt bedeutet das: Licht unterbindet die Produktion von Blütenhormonen. Das ist wichtig zu wissen, denn auch Streulicht, zum Beispiel von einer Straßenlaterne in der Nähe des Balkons, reicht oftmals aus, die Blütenbildung zu unterdrücken.

Was ist beim Anbau im Garten zu beachten – auch im Hinblick auf Kinder und Tiere?

Der Anbau im Freien, sei es im Garten am Haus, auf dem Balkon oder im Gewächshaus, bringt spezielle Herausforderungen mit sich. Der wichtigste Faktor für erfolgreiches Wachstum ist – wie immer – das Licht. Je mehr direkte Sonneneinstrahlung die Pflanze bekommt, desto besser gedeiht sie und desto höher fällt der Ertrag aus.

Cannabis ist eine einjährige Pflanze mit einem sehr spezifischen Wachstumszyklus. Das bedeutet, dass sie normalerweise nur dann Blüten bildet, wenn die jahreszeitlichen Bedingungen stimmen. Es gilt also einen Zeitplan einzuhalten. Ende April beziehungsweise Anfang Mai ziehen Sie die Samen vor, bis sie eine gewisse Größe und Robustheit erreicht haben. Ende Mai ist meist der optimale Zeitpunkt für das Aussetzen, da dann die Gefahr von Spätfrost gebannt ist. Frost ist für Cannabis tödlich.

Die Pflanzen wachsen den Frühsommer hindurch in die Höhe, bilden also weitere Blattpaare aus und können durchaus eine beachtliche Größe erreichen. Zu blühen beginnen sie aber erst, wenn die Tage kürzer und die Nächte länger werden. Die Blüten mögen es am liebsten im Zwölf-Zwölf-Rhythmus, also zwölf Stunden Licht und zwölf Stunden Dunkelheit, wie es in unseren Breiten in der zweiten Septemberhälfte gegeben ist. Viele Sorten beginnen jedoch auch schon bei kürzeren Nachtlängen, zum Beispiel neun bis zehn Stunden, zu blühen. Das ist ein Glück, denn ab Oktober ist in den meisten Regionen Deutschlands das Wetter so regnerisch, dass die Blüten zu verschimmeln drohen. Es kann je nach Standort und Sorte also sehr gut sein, dass die Pflanze nicht rechtzeitig vor Beginn des regnerischen Herbstes mit der Blüte fertig wird.

Da Cannabis aber – ungeachtet von regulatorischen Verboten – schon lange gezüchtet wird, haben findige Züchter auch hierfür eine Lösung gefunden: sogenannte Autoflower-Sorten. Bei ihnen wurde *Cannabis ruderalis* eingekreuzt – eine spezielle Cannabis-Unterart, die ursprünglich aus den nördlichen Regionen mit langen Sommertagen stammt. Derartige Sorten reagieren nicht auf die Tag-Nacht-Länge, sondern beginnen automatisch nach einer bestimmten Wachstumszeit zu blühen, unabhängig von den Lichtverhältnissen. Dadurch beginnt die Blütezeit bereits deutlich früher, meist zwei bis drei Wochen nach dem Keimen, eine Ernte ist ungefähr acht Wochen später möglich. Bei Keimung am 1. Mai wäre das schon Anfang August. Man kann mit diesen Sorten auch zweimal im Jahr ernten.

Für das Substrat empfehle ich Anfängern den einfachsten Weg: Erde. Sie können natürlich spezielle Cannabis-Erde kaufen, aber normale Blumenerde aus dem Baumarkt funktioniert für den Einstieg ebenfalls. Ein wichtiger Tipp: Wenn Sie keine Lust auf kompliziertes Düngen haben, verwenden Sie einfach mehr Erde und einen größeren Topf. Dies ist deutlich besser als ein zu kleiner Topf mit komplexen Düngeprogrammen. Die Erde fungiert als Nährstoffspeicher und ein größeres Volumen bietet den Wurzeln mehr Platz zur Entfaltung.

Wie bei der Wahl des Wuchsmediums gibt es auch in Sachen Bewässerung jede Menge Nerd-Meinungen, die sicherlich ihre Berechtigung haben. Glauben Sie mir, ich habe mich früher jahrelang durch Cannabis-Foren gelesen, man findet dort jede noch so komplizierte Methode. Für Anfänger bleibt aber der Anbau in Erde am einfachsten, nach dem schlichten Motto: Nur gießen, wenn die Erde trocken ist, und so wenig wie möglich düngen. Hydrokultursysteme oder andere fortgeschrittene Methoden können zwar höhere Erträge liefern, erfordern aber deutlich mehr Erfahrung und Aufmerksamkeit – außerdem hat es ja gar keinen Sinn, einen allzu guten Ertrag zu erreichen, denn dann muss man den Überschuss zur erlaubten Besitzmenge gesetzeskonform vernichten. Mit guter Erde, ausreichend großen Töpfen und der richtigen Beleuchtung können Sie als Einsteiger wirklich zufriedenstellende Ergebnisse erzielen.

Kommen wir nun zu den Tieren. Was Hunde und Katzen angeht, so sind mir keine Fälle bekannt, in denen sie sich für Cannabis-Pflanzen interessiert hätten. Sie scheinen sie instinktiv zu meiden. Anders verhält es sich jedoch mit Kaninchen und anderen pflanzenfressenden Tieren. Hier sollten Sie definitiv aufpassen. Denn praktisch alle Säugetiere besitzen ein Endocannabinoid-System und können somit von THC beeinflusst werden. Dies bedeutet, dass diese Tiere theoretisch high werden könnten, was für sie gefährlich oder zumindest unangenehm sein könnte. Dasselbe gilt für Vögel. Sie sollten also aufpassen, wenn Sie Ziervögel oder Geflügel halten.

Aber hatten wir nicht gesagt, dass in der frischen Pflanze gar kein psychoaktives THC vorliegt? Ja, das stimmt prinzipiell. Fast das gesamte THC einer frischen Pflanze liegt in der Säurevorform THCA vor – aber eben nur *fast* das gesamte. Und Tiere können sehr empfindlich auf THC reagieren. Was für den Menschen keinen Effekt hat, kann bei Tieren daher möglicherweise schon Wirkung entfalten. Sollten Sie also Kaninchen, Meerschweinchen oder ähnliche Tiere haben, müssen Sie Ihre Pflanzen entsprechend unzugänglich machen. Sie könnten sie mit einem kleinen Zaun umgeben oder sie erhöht aufstellen. Auch mechanische Abschreckungsmittel können helfen, wobei Sie natürlich keine Fallen aufstellen sollten, die den Tieren Schaden zufügen.

Der Schutz vor Kindern ist ohnehin gesetzlich vorgeschrieben. Ihre Pflanzen *müssen* so positioniert oder gesichert sein, dass Kinder keinen Zugang haben. Dies gilt sowohl für Ihre eigenen als auch für Nachbarskinder – oder Besucher generell. Falls Sie über einen Garten mit Gewächshaus verfügen, das sich abschließen lässt, ist dies hier die beste Lösung. Außerdem bietet ein Gewächshaus sonstigen Schutz vor Witterungseinflüssen und ermöglicht eine längere Anbausaison. Also, wenn Sie ein solches haben: Bauen Sie ganz einfach dort an.

Mein Balkon geht nach Norden – was tun bei ungünstigen Lichtverhältnissen?

Ein Nordbalkon stellt für den Cannabis-Anbau eine besondere Herausforderung dar, da Cannabis zu den lichtbedürftigsten Pflanzen überhaupt gehört. Dennoch ist nicht alles verloren – zumindest mit den richtigen Strategien und realistischen Erwartungen.

Zunächst sollten Sie genau wie beim Anbau im Garten die Pflanzen unbedingt im Innenraum vorziehen, um sie so vor dem Aussetzen zu stärken. Unter schlechten Lichtverhältnissen ist es besonders wichtig, dass die Pflanze bereits kräftig und widerstandsfähig ist, bevor sie den äußeren Bedingungen ausgesetzt wird. Eine gut entwickelte Jungpflanze verkraftet Lichtmangel besser als ein schwacher Sämling.

Eine Möglichkeit zur Verbesserung der Lichtverhältnisse ist die Installation einer zusätzlichen Lampe auf dem Balkon. Moderne LED-Pflanzenlampen sind sehr effizient und verbrauchen relativ wenig Strom. Sie könnten der Pflanze tagsüber gezielt zusätzliches Licht geben, um den Mangel an natürlicher Sonneneinstrahlung zumindest teilweise auszugleichen. Achten Sie dabei aber unbedingt auf die Stromkosten und auf eine sichere, wetterfeste Installation. (Und natürlich darauf, Ihren Nachbarn nicht in die Wohnung zu leuchten.)

Auch kreative Ansätze wie Spiegel oder reflektierende Oberflächen können theoretisch helfen, das vorhandene Licht zu maximieren. Ein großer Spiegel, der das spärliche Morgenlicht einfängt und zur Pflanze zurücklenkt, kann eine gewisse Verbesserung bringen. Die Effekte solcher Maßnahmen sind jedoch meist begrenzt – Sie sollten keine Wunder erwarten.

Bei sehr schlechten Lichtverhältnissen gibt es trotz aller Kreativität keine perfekte Lösung. Die Pflanze wird zwar wachsen und eine gewisse Größe erreichen, aber Sie müssen mit deutlichen Qualitätseinbußen rechnen. Die Blüten werden voraussichtlich luftig, zerpflückt und locker ausfallen, der Ertrag wird gering sein und auch die Potenz kann leiden. Ebenso ist zu erwarten, dass sich der charakteristische Geruch der Pflanze nur schwach entwickelt.

Sollten Sie dennoch am Nordbalkon festhalten wollen, empfehle ich Ihnen, eine robuste Sorte zu wählen, die mit schwierigen Bedingungen besser zurechtkommt. Autoflowering-Sorten sind oft widerstandsfähiger und kommen mit weniger Licht aus als klassische photoperiodische Sorten. Auch indicadominante Sorten sind in der Regel toleranter gegenüber suboptimalen Bedingungen als reine Sativa-Pflanzen.

Eine Besonderheit bei diesen Autoflower-Pflanzen ist, dass sie nicht besonders groß werden. Da sie relativ schnell anfangen zu blühen, haben sie keine ausgedehnte Wachstumsphase. Sie beginnen nach etwa drei Wochen zu blühen, wenn sie erst etwa 20 Zentimeter groß sind. Am Ende der gesamten Wachstumsphase erreichen sie etwa 50 Zentimeter Höhe. Wenn sie wenig Licht bekommen, versuchen sich die Pflanzen nach oben zu recken und können dann auch 70 Zentimeter oder sogar einen Meter Höhe erreichen. Größer können sie aber nicht werden, weil sie einfach so früh blühen.

Versuchen Sie es also gern eine Saison mit den genannten Verbesserungen auf dem Nordbalkon, aber bereiten Sie sich gleichzeitig auf einen möglichen Umstieg zum Innenanbau vor. Die Erfahrungen, die Sie im anspruchsvollen Außenanbau sammeln, werden Sie die Vorteile eines kontrollierten Indoor-Grow-Setups umso mehr schätzen lassen.

Was ist für den Indoor-Anbau nötig?

Erfahrung hin oder her. Manchmal ist es besser, gezielt in gute Ausrüstung zu investieren, anstatt sich langfristig mit unbefriedigenden Ergebnissen abzufinden. Bevor Sie also versuchen, unter sehr schlechten Bedingungen durchzuhalten, ist es möglicherweise sinnvoller, gleich in eine Innenanbau-Ausrüstung zu investieren. Die Anschaffungskosten sind zwar höher, aber die Ergebnisse in jedem Fall besser und der Spaß womöglich größer.

Was braucht man also für den Innenanbau? Am einfachsten geht es mit einer sogenannten Growbox. Diese sind oft von zeltartiger Struktur, können aber im Wohnzimmer montiert werden. Sie haben häufig Zeitschaltuhren, kleine computergesteuerte Belüftungs- und Bewässerungsanlagen, LED-Lampen sowie Aktivkohle-Abluftfilter. So lässt sich einerseits der intensive Geruch eindämmen, andererseits lassen sich so Bedingungen schaffen, die auch den Anbau von in den Tropen heimischen Sorten möglich machen. Die Boxen gibt es ab etwa 200 bis 300 Euro, Hightech-Produkte können auch über tausend Euro kosten.

Sollte man ein zusätzliches Zimmer zur Verfügung haben, ist dennoch davon abzuraten, darin ohne Growbox anzubauen. Die Pflanzen benötigen eine hohe Luftfeuchtigkeit, was die Gefahr von Schimmel birgt. Eine fensterlose Kammer ist ebenfalls nicht ideal, da die Pflanze frische Luft benötigt. Cannabis verbraucht CO_2. Wenn keine frische Luft in den Raum gelangt, steigt die Luftfeuchtigkeit stark an, was zu Schimmelbildung führen kann. Außerdem wächst die Pflanze ohne ausreichend CO_2 nicht richtig.

Wenn Sie vorhaben, mehr als einmal anzubauen, empfehle ich sehr, in entsprechendes Equipment zu investieren. Der Grund dafür ist einfach: Cannabis riecht extrem stark und ohne entsprechende Filterung wird das schnell zu einem Problem. Sofern Sie also nicht gerade in einem abgelegenen Gartenhäuschen anbauen wollen, ist ein Kohlefilter für die Abluft unerlässlich – damit es eben nicht so riecht, als hätten Sie die Crew von Snoop Dogg bei sich zu Besuch.

Sie sehen: Idealerweise benötigt man ein separates Zimmer mit Fenster, in das man ein Growzelt stellt. Zwar kann man das Zelt theoretisch auch in der Küche oder im Wohnzimmer unterbringen, dann ist es aber nicht so einfach, die notwendige Belüftung zu garantieren, und auch der Geruch lässt sich nicht völlig kontrollieren.

Weitere notwendige Ausrüstung umfasst Töpfe, Blumenerde, einen Ventilator für die Luftzirkulation, eine Zeitschaltuhr sowie ein Thermohygrometer zur Überwachung der Wachstumsbedingungen. Ideale Bedingungen sind etwa 25 Grad Celsius und 60 Prozent Luftfeuchtigkeit, wobei Letztere bei Jungpflanzen höher und bei blühenden Pflanzen etwas niedriger sein kann. Anders als beim Außenanbau empfehle ich indoor, in hochwertigere Erde zu investieren. Supermarkt-Erde funktioniert zwar auch, aber cannabisspezifische Erde ist in diesem Fall tatsächlich besser. Das Gleiche gilt für den Dünger. Wenn man schon gehörig in ein Indoor-Equipment investiert hat, sollte man nicht an dieser Stelle sparen und das Risiko eines unbefriedigenden Ergebnisses eingehen.

Alles in allem zusammen sprechen wir damit von etwa 400 bis 500 Euro Anschaffungskosten in der Minimalversion. Hinzu kommen aber natürlich noch die laufenden Stromkosten. Bei einer günstigen LED-Lampe mit etwa 150 Watt Verbrauch, die täglich zwölf Stunden läuft, entstehen etwa zwei Kilowattstunden pro Tag. Bei einem Strompreis von etwa 45 Cent pro Kilowattstunde kostet das etwa 1 Euro pro Tag. Bei 70 Tagen bis zur Ernte sind das zusätzlich 70 Euro nur für Strom.

Wenn man alles zusammenrechnet und maximal 50 Gramm erntet – was mit dem beschriebenen Setup durchaus machbar sein sollte –, dann kommt man bei den Investitionskosten von 400 Euro plus Stromkosten auf etwa 10 Euro pro Gramm, wenn man es nur einmal macht. Das ist relativ teuer im Vergleich zu anderen Bezugsquellen.

Die Investition lohnt sich also nur, wenn Sie mehrfach anbauen und Spaß an der Sache haben. Viele Menschen betreiben den Cannabis-Anbau zum Hobby, weil sie gern etwas pflegen und den »grünen Daumen« ausleben möchten. Das Beobachten der Pflanzen beim Wachsen macht vielen Freude und wird zu einer Art Entspannung. Außerdem zeigt die Cannabispflanze sehr deutlich, ob sie gut gepflegt wird:

Nur gesunde Pflanzen haben saftig grüne Blätter und bilden kompakte, harzreiche Blüten aus. Man kann also sehr gut den eigenen Fortschritt in der Cannabiskultivierung feststellen.

Doch apropos Rentabilität: Im Gegensatz zu Balkon und Garten können Sie beim Indoor-Anbau mehrmals im Jahr ernten. Mit Kunstlicht sind Sie nicht an den Jahreszyklus gebunden. Sie können Frühling (kurze Nachtphase) und Spätsommer (länger werdende Nachtphase) simulieren und so mehrmals pro Jahr anbauen. Cannabis ist nämlich eine photoperiodische Pflanze, was bedeutet, dass die Blütenbildung durch die Länge der Dunkelperiode gesteuert wird. Die Pflanze bildet Blütenhormone immer dann, wenn es dunkel ist. Wenn es mindestens zehn bis zwölf Stunden lang täglich dunkel ist, dann ist die Menge an Blütenhormonen, die die Pflanze produziert, so groß, dass sie anfängt zu blühen.

Wenn Sie diese Dunkelphase unterbrechen und zusätzlich Licht geben, sodass die Dunkelphase kürzer wird, dann fängt Ihr Cannabis nicht an zu blühen. Mit einem abdunkelbaren Gewächshaus – das ist eher im Profibereich anzusiedeln – oder mit einer simplen Zeitschaltuhr können Sie die Blütephase also gezielt steuern. Diese Methode funktioniert natürlich besser in Innenräumen, da man den Balkon in der Regel nicht komplett abdunkeln kann.

Welche Sorten eignen sich besonders gut für den Eigenanbau in Deutschland?

Jetzt haben wir geklärt, wo Sie anbauen können. Nun geht es um die Wahl der richtigen Sorte, auch die ist entscheidend für den Erfolg Ihres Anbaus. Hierbei spielen sowohl Ihr Erfahrungslevel als auch die klimatischen Bedingungen eine wichtige Rolle. Ich unterscheide grundsätzlich zwischen Innen- und Außenanbau, da sich die Anforderungen deutlich unterscheiden. Eine Übersicht gängiger Sorten finden Sie in der Tabelle am Ende des Buches.

Für den Außenanbau in Deutschland empfehlen sich vor allem Autoflower-Sorten. Diese haben den enormen Vorteil, dass Sie sich keine Gedanken über Lichtzeiten oder Streulicht machen müssen. Autoflower-Pflanzen beginnen automatisch zu blühen, unabhängig vom Lichtzyklus, was sie besonders anfängerfreundlich macht. Sie haben auch meist kürzere Gesamtzyklen, was in unserem Klima von Vorteil ist. Kurz gesagt: Mit einer Autoflower-Sorte, einem großen Topf Erde und einem Balkon mit ausreichend Sonnenlicht kann man nicht mehr viel falsch machen und nach drei bis vier Monaten fast sicher einige Gramm ernten.

Was sich überhaupt nicht für den deutschen Außenanbau eignet, sind Kreuzungen mit Haze-Genetiken. Diese Sorten haben oft sehr lange Blütezeiten von 10, 12 oder sogar 14 Wochen und beginnen erst bei langen Dunkelphasen zu blühen, schlimmstenfalls erst im September. In Deutschland werden solche Pflanzen daher einfach nicht rechtzeitig reif, weil der Herbst mit Kälte und Regen kommt, bevor die Blüten fertig sind. Das Ergebnis ist meist Schimmel und eine unbrauchbare Ernte.

Beim Innenanbau haben Sie deutlich mehr Freiheiten. Hier gibt es keine strikten Regeln, was besser oder schlechter ist, da Sie die Umgebungsbedingungen vollständig kontrollieren können. Sie können sich praktisch jede Sorte aussuchen, die Ihnen zusagt oder die Sie ausprobieren möchten. Dennoch empfehle ich Anfängern auch hier, mit Sorten zu beginnen, die eine eher kurze Blütedauer haben. Das ist praktischer – und sollte etwas schiefgehen, können Sie schneller einen neuen Versuch starten und bekommen früher Ergebnisse für Ihre Mühen.

Ein wichtiger Punkt bei der Sortenwahl ist die Entscheidung zwischen feminisierten und regulären Samen. Feminisierte Samen entstehen durch bestimmte Pflanzenmanipulationen, bei denen eine weibliche Pflanze dazu gebracht wird, Pollen auszubilden. Da die nun phänotypisch männliche Pflanze zwei X-Chromosomen und kein Y-Chromosom hat, haben auch alle aus ihr hervorgehenden Samen zwei X-Chromosomen und sind somit garantiert weiblich.

Der Vorteil liegt auf der Hand: Beim Cannabis-Anbau wollen Sie nur weibliche Pflanzen, weil nur diese die begehrten Blüten ausbilden. Daher empfehle ich definitiv feminisierte Samen – so haben Sie die Sicherheit, dass alle Ihre Pflanzen weiblich werden und Sie nicht die Hälfte Ihrer Arbeit umsonst gemacht haben.

Falls Sie dennoch reguläre Samen verwenden, müssen Sie lernen, männliche von weiblichen Pflanzen zu unterscheiden. Männliche Pflanzen bilden schon relativ früh eine knospenartige Vorstufe der später deutlich erkennbaren Pollensäcke aus. Weibliche Pflanzen hingegen bilden an den Astverzweigungen, den sogenannten Nodien, kleine weiße Härchen (Narben) aus. Mit etwas Übung lernen Sie, diese Unterschiede zu erkennen.

Seien Sie aber aufmerksam: Manchmal können weibliche Pflanzen »zwittern«, das heißt, sie bilden trotz bereits sichtbarer weiblicher Blüten plötzlich auch Pollensäcke aus. Die sehen aus wie kleine gelbe Bananen. Wenn Sie welche entdecken, können Sie sie vorsichtig mit einer Schere oder einem Skalpell entfernen, müssen aber unbedingt aufpassen, dass sie sich dabei nicht öffnen. Dann wären die umliegenden Blüten nämlich garantiert bestäubt und werden nur Samen produzieren. Falls die Pflanze stark zwittert, sollten Sie sie komplett entfernen, um eine Bestäubung der anderen Pflanzen zu verhindern. Sollte es dennoch zur Samenbildung kommen, ist das zwar nicht ideal, aber auch kein Weltuntergang – die Samen lassen sich aus den Blüten entfernen und der Rest bleibt verwendbar.

Wie pflege ich meine Pflanze richtig?

Die richtige Pflege einer Cannabis-Pflanze unterteile ich gern in verschiedene Wachstumsphasen, beginnend mit der allerwichtigsten Phase: der Keimung. Die Keimung ist tatsächlich idiotensicher, wenn man sich an ein paar Grundregeln hält. Man legt die Samen einfach in ein Glas mit Wasser. Anfangs schwimmen sie meist an der Oberfläche, nach ein bis drei Tagen sinken sie zu Boden – das passiert in der Regel, wenn sich der Samen öffnet und Wasser eindringt. Nicht alle Samen machen das zwangsläufig, aber das ist normal. Zu diesem Zeitpunkt holt man sie aus dem Wasser und legt sie in feuchte Papiertücher.

Wichtig ist dabei, dass es dunkel ist – man kann die Samen einpacken und in einen Schrank legen. Die Temperatur sollte idealerweise 18 bis 22 Grad betragen, keinesfalls zu heiß. Besonders wichtig ist, dass das Papier nicht austrocknet. Nach kurzer Zeit sieht man, dass sich eine kleine Wurzel bildet. Der Grund für diesen Zwischenschritt ist, dass man sehen kann, welche Samen tatsächlich gekeimt sind. Wenn man drei Pflanzen haben möchte, empfiehlt es sich, vier Samen zu nehmen, um sicherzustellen, dass man auch wirklich drei Pflanzen bekommt.

Sobald die Wurzel sichtbar ist, setzt man die Keimlinge in Erde. Hier ist es wichtig, nicht vorgedüngte Erde zu verwenden, sondern Erde mit wenig Nährstoffen, da Jungpflanzen sensibel auf Überdüngung reagieren können. Die Pflanze hat auch ein kleines Nährstoffdepot im Samen und braucht anfangs nicht viel zusätzliche Nahrung. Am besten nimmt man spezielle Anzuchterde oder einfach normale Aussaaterde aus dem Baumarkt. (Wie bereits erwähnt, macht es bei der Erde einen Unterschied, ob Sie drinnen oder draußen anbauen möchten: Im Garten reicht Blumenerde, für den Indoor-Anbau würde ich eher zur speziellen Cannabis-Erde raten.)

Sobald die Pflanze aus der Erde kommt, benötigt sie relativ viel Licht. Bei Lichtmangel zeigt sich das Phänomen des bereits erwähnten Geilens oder Spargelns: Der Stiel wird sehr lang, während die Blätter klein bleiben. Wird der Stiel zu lang, knickt die Pflanze ab – und das ist das Ende. Man kann gegeilte Pflanzen mit Zahnstochern oder Pfeifenputzern stabilisieren, wenn wenig Licht zur Verfügung steht.

Ein wichtiger Trick ist, der Pflanze etwas Wind zu geben, damit sie einen stabilen Stängel ausbildet. Das Gewebe im Stängel wird durch Bewegung härter – ähnlich wie bei menschlichen Knochen, die durch Belastung stärker werden. Hierfür lassen sich zum Beispiel die Ventilatoren einsetzen, die Sie beim Innenanbau ohnehin für die Luftzirkulation brauchen.

Stichwort *weed*. Cannabis ist grundsätzlich eine sehr pflegeleichte Pflanze. Ab dem Punkt, wo sie etabliert ist, muss man pflegerisch eigentlich nichts zwingend machen. Es gibt allerdings viele optionale Techniken, die man anwenden kann. Wenn man möchte, dass die Pflanze nicht zu groß wird, kann man sie zum Beispiel »toppen«. Dabei schneidet man einfach den Haupttrieb ab. An der Stelle, wo die Pflanze getoppt wurde, entstehen zwei neue Triebe. Das kann man beliebig oft wiederholen, sodass man zwei, vier, acht oder mehr Triebe bekommt, die alle kleiner, aber dafür breiter werden.

Es gibt auch Techniken, bei denen man viele der großen Blätter (die Fächerblätter) entfernt. Überraschenderweise ist das für Cannabis nicht sonderlich problematisch – die Pflanze bildet auch ohne diese großen Blätter Blüten und wächst fast genauso gut. Aber man kann dadurch das Licht besser von oben nach unten in der Pflanze verteilen. Derartige sogenannte *Crop-steering*-Methoden gibt es zahlreiche. Das Entfernen der Blätter nennt sich zum Beispiel *Schwazzing*. Als Anfänger brauchen Sie das alles aber nicht zu machen, Cannabis gedeiht auch ohne diese Eingriffe sehr gut.

Zu den idealen Umgebungsparametern: Die optimale Wachstumstemperatur liegt zwischen 22 und 28 Grad Celsius. Solange die Pflanze keine Blüten hat, ist die Luftfeuchtigkeit relativ egal – gern so hoch wie möglich und nicht unter 50 Prozent. Wenn die Pflanze jedoch viele Blüten entwickelt hat, sollte die Luftfeuchtigkeit eher niedrig sein, idealerweise zwischen 45 und 55 Prozent. Der Grund dafür ist, dass durch hohe Feuchtigkeit Schimmel entstehen kann – Sie müssten den gesamten Ertrag wegwerfen.

Wann und wie ernten?

Wie bestimmt man den richtigen Erntezeitpunkt? Das ist eine der häufigsten Fragen beim Cannabis-Anbau, und ich muss ehrlich sagen, dass es kein hundertprozentig sicheres Erkennungsmerkmal gibt. Man kann aber mit verschiedenen Methoden eine gute Einschätzung treffen.

Als Pi-mal-Daumen-Regel kann man mit folgenden Zeiträumen arbeiten: Sehr schnelle Cannabis-Sorten brauchen etwa sieben Wochen bis zur Ernte. Es gibt absolute Ausreißer, die 16 Wochen brauchen, aber solche Sorten sind kaum zu finden, weil der Anbau sehr aufwändig und eben langwierig ist. Die meisten Pflanzen sind nach acht bis neun Wochen erntereif. Eine etwas zu frühe Ernte hat keine negativen Auswirkungen, doch je länger man wartet, desto mehr steigt das Schimmelrisiko an. Wenn die Blüten also sehr groß sind oder die Umgebungsbedingungen eher feucht, sollte man lieber früher als später ernten.

In der Szene ist es üblich, sich zur genaueren Bestimmung des richtigen Zeitpunkts mit einer Lupe die Trichome (Pflanzenhaare) anzuschauen. Das sind die weißen, klebrigen Harzdrüsen auf der Pflanze, die einen Stiel und einen Kopf haben. In diesem Kopf befinden sich die Cannabinoide – in der Regel überwiegend THC, manchmal auch CBD – sowie die Aromastoffe, die Terpene. Oft werden sie mit den Narben verwechselt, welche aus den Blütenkelchen herausragen und eigentlich haarartiger aussehen als die Trichome. Mit der Zeit oxidieren die Trichomköpfe, wobei ihr Inhalt erst milchig und dann bernsteinfarben wird. Eine Faustregel besagt, dass bei Erntereife etwa ein Drittel der Trichome bernsteinfarben sein sollte, ein Drittel klar und ein Drittel milchig. Das ist jedoch von Sorte zu Sorte unterschiedlich und selbst erfahrene Cannabis-Experten können daran den Erntezeitpunkt nicht ideal festmachen.

Viele Züchter schauen auf die Narben – das sind die größeren, fadenartig abstehenden Stempel an den Blüten. Wenn der überwiegende Teil orange ist, zeigt das an, dass die Pflanze keine neuen Blüten mehr ausbildet. Das Wachstum wird langsamer und der Ertrag nimmt nicht mehr deutlich zu. Auch dann kann man ernten.

Meiner Meinung nach fährt man in der Regel ganz gut mit den Angaben der Samenlieferanten oder Züchter. Man kann sich darauf einstellen, dass die meisten Pflanzen acht bis neun Wochen brauchen. Wenn man es professioneller angehen möchte, kauft man sich eine Lupe oder ein kleines

Mikroskop und beobachtet die Trichome. Aber auch hier kommt es auf die Sorte an, ob das ein verlässlicher Indikator ist. Letztlich ist es auch nicht dramatisch entscheidend, an welchem exakten Tag man erntet. Ein paar Tage früher oder später machen keinen großen Unterschied in der Qualität oder Wirkung. Im Gegenteil ist es so, dass der THC-Gehalt in den Blüten bei den meisten Sorten schon ab Mitte der Blütephase konstant bleibt. Der optimale Erntezeitpunkt optimiert daher eher den Ertrag und in gewissem Sinne das Terpenprofil.

Zur korrekten Ernte gibt es einige Tipps, wobei ich zwischen gesicherten Methoden und sogenannter *bro science*, die eher auf Bauchgefühl basiert, unterscheide. Zur *bro science* gehört zum Beispiel, vor der Ernte die Temperatur abzusenken. Da Terpene flüchtig sind, könnte es theoretisch helfen, wenn es zur Ernte hin kühler ist. Wenn möglich, könnten Sie beispielsweise das Fenster in der Nacht öffnen und am nächsten Morgen ernten, sodass die Pflanze eine kühlere Nacht hatte. Bei künstlichem Licht kann man dessen Intensität zum Ende der Blütephase hin reduzieren, um Hitzestress zu vermeiden. Ob das wirklich funktioniert, ist fraglich – auf die Cannabinoid-Konzentration hat es keinen nachweisbaren Einfluss. Wenn man keine extrem hohen Lichtwerte oder Temperaturen verwendet, sondern alles im Normbereich liegt, bringt es mit Sicherheit keinen nennenswerten Vorteil.

Bei der eigentlichen Ernte muss man die großen Fächerblätter entfernen und die Blüten von den Stängeln trennen. Zwingend erforderlich ist sonst nichts weiter. Grundsätzlich gilt es, die Blüten behutsam zu behandeln: Durch Druck platzen die Trichomköpfchen oder brechen ab. Dann verteilt sich ihr Inhalt über die Blüte und altert schneller als im geschützten Vesikel. Man kann die kleinen Blütenblätter am Erntegut belassen – sie legen sich um die Blüten und schützen sie während der Trocknung (siehe auch »Wie trockne und lagere ich meine Ernte?«).

Eine beliebte Methode bei ausreichend Platz ist, die ganze Pflanze zu nehmen, die großen Blätter zu entfernen und die Pflanze kopfüber aufzuhängen. Wenn sie trocken ist, kann man die kleinen Blätter um die Blüten herum immer noch abschneiden – dann sehen die Blüten hübscher aus. Für die Wirkung ist es aber irrelevant.

Wichtig bei der Ernte ist, eine gute Schere zu verwenden, die an den Fingern keine Druckstellen erzeugt. Die Pflanzen sind sehr harzig und die Scheren verkleben schnell. Wenn man das verhindern will, sollte man bei niedrigerer Temperatur arbeiten – also die Heizung nicht aufdrehen, vielleicht sogar das Fenster öffnen.

Insgesamt gibt es bei der Cannabis-Ernte nicht allzu viel, was Sie falsch machen könnten. Das Wichtigste ist, geduldig zu sein und den richtigen Zeitpunkt nicht zu verpassen – aber auch hier hat man ein relativ großes Zeitfenster, in dem die Ernte optimal ist.

Kann ich verhindern, dass meine geliebte Pflanze stirbt?

Viele Menschen, die sich nur am Rande mit dem Anbau von Cannabis beschäftigen, gehen davon aus, dass eine Cannabis-Pflanze – wie viele andere Pflanzen auch – nur einmal blüht und dann stirbt. Das erscheint logisch: Man sät einen Samen, pflegt die Pflanze, sie wächst, blüht, wird geerntet – und damit ist der Lebenszyklus abgeschlossen. In freier Natur ist das in den meisten Fällen auch genau so.

Bisher haben wir gelernt: Cannabis ist von Natur aus eine einjährige Pflanze, die im Frühling keimt, im Sommer wächst und gegen Herbst, wenn die Tage kürzer und die Nächte kälter werden, zu blühen beginnt. Schließlich reifen die Blüten aus und mit dem ersten Frost stirbt die Pflanze ab. Die Samen schlummern in der Erde und treiben im nächsten Frühjahr wieder aus. Der natürliche Lebenszyklus endet also nach einer einzigen Ernte. Doch im kontrollierten Indoor-Anbau ist man nicht den Jahreszeiten unterworfen. Hier lassen sich die Umweltbedingungen, insbesondere das Licht, gezielt steuern – und genau das ermöglicht einen faszinierenden Trick: die Regeneration, auch *re-vegging* genannt.

Die Idee dahinter ist so einfach wie genial: Wenn man eine Cannabis-Pflanze erntet, schneidet man normalerweise alle großen, reifen Blüten ab – die sogenannten *buds*. Wenn man allerdings einen Teil der Pflanze stehen lässt, insbesondere kleinere Triebe, Blätter und einen Teil des Stamms, kann man diese Reste dazu bringen, wieder in die Wachstumsphase zurückzukehren. Wie das geht? Ganz einfach: Man verändert den Lichtzyklus. In der Blütephase werden Cannabis-Pflanzen in der Regel einem Zyklus von zwölf Stunden Licht und zwölf Stunden Dunkelheit ausgesetzt, um die Blütenbildung zu stimulieren. Wenn man nach der Ernte den Lichtzyklus auf 18 oder sogar 24 Stunden Licht am Tag umstellt, erkennt die Pflanze dieses Signal als »Frühling« – und beginnt wieder, neue Triebe zu bilden, als würde sie sich in der Wachstumsphase befinden. Das funktioniert natürlich nicht bei jeder Pflanze gleich gut. Einige Sorten, besonders moderne Hybride, reagieren empfindlich auf diesen Prozess, während andere erstaunlich robust sind und nach wenigen Wochen wieder frische, grüne Triebe ausbilden.

Dieser Prozess ist nicht nur faszinierend, sondern auch praktisch. Denn die regenerierte Pflanze verfügt bereits über ein voll entwickeltes Wurzelsystem, was bedeutet, dass sie Nährstoffe und Wasser sehr effizient aufnehmen kann. Auch der Stamm und die Verzweigungen sind kräftig ausgebildet, was der Pflanze einen stabilen Aufbau verleiht. Dadurch wächst sie nach der Regeneration oft schneller und kräftiger als eine neu aus Samen gezogene Pflanze. Ein weiterer Vorteil liegt darin, dass man die Eigenschaften der Pflanze bereits kennt. Wenn sie beim ersten Anbau durch besonders aromatische Blüten, eine passende Wirkung oder hohe Widerstandskraft überzeugt hat, kann man mit der Regeneration diese Genetik noch einmal nutzen – denn auch bei Samen derselben Sorte wird man genau diese Genetik nicht erneut finden, jede Samenpflanze ist einzigartig.

Allerdings ist der Regenerationsprozess kein Selbstläufer. Die Pflanze durchläuft in dieser Phase eine Art Reset, der für sie mit Stress verbunden ist. Die ersten neuen Blätter sehen oft merkwürdig aus – sie sind einblättrig oder verdreht, manchmal auch etwas deformiert. Das ist normal und legt sich meist nach zwei bis drei Wochen, wenn die Pflanze wieder in einen stabilen Wuchs übergeht. In dieser Zeit muss besonders auf Hygiene, Lichtintensität, Temperatur und Nährstoffversorgung geachtet werden. Statt Blütenährstoffen mit viel Phosphor und Kalium braucht die Pflanze jetzt wieder stickstoffreiche Dünger, wie sie für das vegetative Wachstum typisch sind. Meistens ist die Erde nun ausgelaugt und man muss selbst bei größeren Töpfen aktiv zudüngen. Nur wenn alle Bedingungen stimmen, gelingt der Übergang in eine zweite Wachstumsphase reibungslos.

Besonders spannend ist, dass eine einmal regenerierte Pflanze später erneut zur Blüte gebracht werden kann – und wenn man möchte, auch ein weiteres Mal. Manche erfahrene Gärtner haben Lieblingspflanzen, die sie über viele Jahre hinweg immer wieder bis zur Blüte regenerieren lassen. Theoretisch lässt sich dieser Kreislauf mehrmals wiederholen, wobei die Pflanze irgendwann – ähnlich wie ein Mensch – in die Jahre kommt: Sie wächst langsamer und produziert weniger Ertrag. Das liegt daran, dass sich mit der Zeit Krankheitserreger einschleichen: Viren und Viroide integrieren sich in die Zellen sowie die DNA und verändern das Wachstum.

Eine weitere Möglichkeit, um besondere Pflanzen zu erhalten, ist, sie einfach gar nicht selbst blühen zu lassen, sondern von ihnen Ableger zu nehmen und nur diese statt der Mutterpflanze in die Blütephase zu schicken. Der Erhalt von Mutterpflanzen ist eine fortgeschrittene, aber sehr lohnenswerte Methode. Er empfiehlt sich vor allem für Züchter, die eine besonders wertvolle Pflanze erhalten wollen, deren Samen nicht mehr verfügbar sind und deren Eigenschaften außergewöhnlich gut waren. Diese Technik erfordert Erfahrung, Geduld und Aufmerksamkeit. Wer einfach nur ernten will, für den lohnt sich der Aufwand vielleicht nicht. Wer aber langfristig mit bestimmten Genetiken arbeitet, für den ist die Regeneration ein spannendes Werkzeug – und ein Beweis dafür, dass auch bei Cannabis-Pflanzen oft mehr möglich ist, als man auf den ersten Blick denkt.

Wie bestimme ich den THC-Gehalt meiner Ernte?

Auch diese Frage wird mir immer wieder gestellt – und gleichzeitig ist die Antwort eine der komplexesten. Man könnte meinen, dass man an der Dichte und gegebenenfalls der Größe der Trichome erkennen kann, ob eine Pflanze mehr oder weniger THC enthält. Das ist jedoch leider nicht der Fall. Die Anzahl der Trichome sagt rein gar nichts über die Potenz aus, da darin einfach viel zu viele verschiedene Stoffe enthalten sind.

Es gibt mehrere Methoden zur Bestimmung des THC-Gehalts, wobei jede ihre eigenen Vor- und Nachteile hat. Für den Heimgebrauch stehen THC-Teststreifen-Kits zur Verfügung, die ähnlich wie pH-Teststreifen funktionieren. Diese kann man problemlos im Internet bestellen und erhält damit zumindest eine grobe Größenordnung des THC-Gehalts. Die Schnelltests sind zwar nicht so präzise wie Laboranalysen, geben aber einen ersten Anhaltspunkt und sind für die meisten Hobbyzüchter völlig ausreichend. Sie funktionieren üblicherweise über eine Farbreaktion, bei der verschiedene Farbtöne unterschiedlichen THC-Konzentrationsbereichen entsprechen. Allerdings sind sie so ungenau, dass dadurch nicht viel gewonnen ist.

Wer sich intensiver mit der Materie auseinandersetzen möchte und bereit ist, zu investieren, kann sich ein Nah-Infrarotspektrometer anschaffen. Diese Technologie, abgekürzt NIRS, sendet Lichtstrahlen auf die zerkleinerte Blüte und misst, welche Fraktion dieses Lichts in welchem Wellenlängenbereich aufgenommen wird. Aus diesen Daten kann dann mithilfe eines statistischen Modells der THC-Gehalt errechnet werden. Der große Vorteil dieser Methode ist ihre relative Genauigkeit bei schnellen Ergebnissen. Allerdings funktioniert sie nur zuverlässig mit bereits getrockneten Blüten, sodass man sie nicht für eine Verlaufskontrolle während der Blütephase verwenden kann. Die Anschaffungskosten sind zudem beträchtlich – solche Geräte kosten mehrere hundert bis über zehntausend Euro und sind daher für den durchschnittlichen Homegrower nicht wirklich eine Option.

Damit kommen wir zu einem fundamentalen Problem der aktuellen Rechtslage in Deutschland. Obwohl der Eigenanbau von Cannabis in bestimmten Grenzen mittlerweile legal ist, gibt es praktisch keine legalen Wege, eine professionelle Laboranalyse durchführen zu lassen. Die medizinischen Laboratorien in Deutschland haben keine Erlaubnis zum Umgang mit Cannabis, das nicht zu medizinischen oder medizinisch-wissenschaftlichen Zwecken angebaut wurde. Wenn Sie Cannabis zu Hause für den Eigenkonsum anbauen, fällt dies nicht unter diese Kategorien, und somit dürfen kommerzielle Labore Ihre Proben nicht analysieren.

Es gibt auch keinen wirklich legalen Weg, Cannabis ins Ausland zu bringen, wo die Analyse möglicherweise einfacher wäre. Die Mitnahme von Cannabis über Grenzen hinweg bleibt auch nach der Teillegalisierung verboten und stellt nach wie vor einen Verstoß gegen internationale Betäubungsmittelregelungen dar. Meiner Meinung nach ist dies eine der größten Schwächen der aktuellen Gesetzgebung – sie erlaubt zwar den Anbau, macht aber eine qualitätskontrollierende Analyse praktisch unmöglich. Neben dem Heimanbau gilt das auch für Anbauvereinigungen, welche darauf angewiesen wären, die THC-Gehalte messen zu können.

Das bedeutet: Eine vollständig legale und korrekte Methode, den exakten THC-Gehalt der eigenen Ernte zu Hause zu bestimmen, gibt es derzeit nicht. Als Kompromiss können Sie auf die erwähnten Teststreifen zurückgreifen oder sich an den Angaben der Samenbank orientieren, wobei Letztere nur Richtwerte darstellen, die meistens aus Marketinggründen stark übertrieben sind. Außerdem hängt der tatsächliche THC-Gehalt neben der Sorte ebenso sehr von den Anbaubedingungen ab.

Wie trockne und lagere ich meine Ernte?

Es gibt verschiedene Trocknungsmethoden, wobei das »*Hangdry*-Verfahren« besonders einfach und bewährt ist. Dabei hängen Sie die Pflanze kopfüber auf. Alternativ trennt man die Blüten von den Stängeln und breitet sie auf einer Papierunterlage aus. Eine leichte Luftzirkulation (zum Beispiel durch ein gekipptes Fenster) sollte gewährleistet sein; ideal ist ein von den Blüten abgewandter, langsam arbeitender Ventilator. Das Wichtigste ist, stehende Feuchtigkeit zu verhindern, da dies unweigerlich zu Schimmel führt – dem größten Feind beim Trocknen. Eine gleichmäßige Luftbewegung sorgt dafür, dass die Trocknung homogen erfolgt und Ihre Pflanzen nicht verderben.

Die idealen Trocknungsbedingungen liegen bei 15 Grad Celsius und 60 Prozent Luftfeuchtigkeit – das sind die professionellen Standards. Allerdings ist eine so präzise Kontrolle der Luftfeuchtigkeit zu Hause schwierig zu erreichen, da Sie dafür eine sehr gut durchdachte und ausgetüftelte Luftzirkulation benötigen. Wenn Sie sich diese Mühe machen möchten, erhalten Sie die beste Trocknungsqualität.

Für den Hausgebrauch funktionieren auch etwas höhere Temperaturen von bis zu 22 Grad, wobei allerdings mehr Terpene verloren gehen. Auf den THC-Gehalt der Blüten hat die Trocknung übrigens keinen Einfluss, die THC-Synthese ist im Moment der Ernte beendet – auch wenn man im Internet oft Gegenteiliges liest. Verwechseln darf man das allerdings nicht mit dem relativen THC-Gehalt (siehe unten).

Der Trocknungsprozess dauert normalerweise zwischen 7 und 15 Tagen. Um festzustellen, wann Ihre Blüten fertig getrocknet sind, führen Sie den »Knack-Test« durch: Drücken Sie vorsichtig auf die Blüten. Wenn sie außen knusprig sind und beim Biegen brechen, aber innen noch leicht elastisch sind, haben sie eine ideale Restfeuchtigkeit erreicht.

In der professionellen Produktion wird der Feuchtigkeitsgehalt durch Erhitzen gemessen: Die Blüten werden zerkleinert und auf einer Feinwaage durch eine Halogenlampe erhitzt, wobei das Wasser verdampft. Der Gewichtsverlust gibt Aufschluss über die Restfeuchte. Diese sollte unter 12 Prozent liegen, damit die Pflanze gut lagerfähig ist und nicht schimmelt. Da die absolute Menge an THC konstant bleibt, die Menge an Wasser aber bei der Trocknung abnimmt, kann der relative THC-Gehalt bezogen auf die Blütenmasse durch die Trocknung variieren. Daher gibt man in der medizinischen Cannabis-Verarbeitung den THC-Gehalt so an, als wäre in den Blüten überhaupt keine Restfeuchte mehr vorhanden. Das ist zwar objektiv korrekt, führt für Patienten, die eine bestimmte Dosis einwiegen wollen, jedoch zu Ungenauigkeiten, denn in einem Gramm Cannabis ist dann eben nicht der auf der Dose angegebene Prozentsatz THC enthalten.

Nach dem Trocknen geht es an die Lagerung und hier lautet die Grundregel: kühl und dunkel. Das Wichtigste ist definitiv der Schutz vor Licht. Wenn Cannabis-Blüten Licht ausgesetzt werden, bleichen sie sehr schnell aus und verlieren dabei rasch alle Terpene, die für Geruch und Geschmack verantwortlich sind. Das Cannabis büßt dann einen großen Teil seines Charakters ein.

Interessant ist, dass die eigentlichen Wirkbestandteile – also THC, CBD und andere Cannabinoide – ziemlich stabil sind. In pharmazeutischen Untersuchungen heißt das, dass die Wirkstoffkonzentration um weniger als 10 Prozent abnehmen darf. Das dauert bei Cannabis ungefähr neun bis zwölf Monate, je nach Sorte. Die Aromastoffe jedoch können schneller verfliegen.

Das führt zu einem interessanten Phänomen: Nicht alle Aromastoffe sind in gleichem Maße flüchtig, weshalb sich das Aroma Ihrer Blüten über den Trocknungs- und Lagerungsverlauf verändern kann. Die flüchtigeren Aromastoffe verschwinden zuerst, während die weniger flüchtigen in höherer relativer Konzentration zurückbleiben. Dadurch kann

Cannabis nach längerer Lagerung anders riechen als frisch getrocknet – manchmal sogar angenehmer, manchmal aber auch schwächer.

Meiner Erfahrung nach ist die Geschwindigkeit dieses Prozesses stark temperaturabhängig. Je kälter Sie Ihr Cannabis lagern, desto langsamer verflüchtigen sich die Aromastoffe. Der Kühlschrank ist durchaus eine Option für die Lagerung, allerdings müssen Sie dabei vorsichtig sein: Verpacken Sie das Cannabis niemals warm, um es dann in den Kühlschrank zu stellen, da durch die Temperaturdifferenz Kondenswasser entstehen kann, was zu Schimmel führt.

Ideal ist ein kühler Keller mit Temperaturen um 10 bis 12 Grad. Dort können Sie Cannabis problemlos über einen längeren Zeitraum aufbewahren. Wichtig ist natürlich, dass die Lagerung immer vor dem Zugriff von Kindern geschützt erfolgt – das ist nicht nur eine Frage der Sicherheit, sondern auch gesetzlich vorgeschrieben.

Für eine optimale Lagerung gibt es kleine Feuchtigkeitspäckchen mit speziellen Salzen, die Sie zu Ihrem Cannabis dazulegen können. Die bekanntesten sind vom Hersteller Boveda, weswegen sie allgemein als Boveda-Packs bezeichnet werden. Sie sorgen dafür, dass die Feuchtigkeit in den Cannabis-Blüten konstant bleibt, und verhindern sowohl eine weitere Austrocknung als auch – falls das Cannabis noch zu feucht sein sollte – Schimmelbildung.

Unverzichtbar sind möglichst luftdichte Gefäße. Nur damit können Sie verhindern, dass sich die Aromastoffe unkontrolliert verflüchtigen und das Material zu schnell austrocknet. Glasbehälter mit dicht schließenden Deckeln sind ideal, da sie geschmacksneutral sind und keine Chemikalien abgeben.

Was die Weiterverarbeitung angeht, bieten sich verschiedene Möglichkeiten (siehe auch Kapitel 1): Sie können Cannabis zu Haschisch pressen, Butter oder Öl damit herstellen. Allerdings sollte man Blüten immer unzerkleinert lagern: Die Zerkleinerung vergrößert die Oberfläche und zerstört die Trichomköpfchen, welche die Inhaltsstoffe speichern, sodass das Aroma schneller verfliegt. Jede Verarbeitungsform hat ihre eigenen Lagerungsanforderungen, aber die Grundprinzipien – kühl, dunkel und luftdicht – bleiben dieselben. Eine gute Lagerung ist die Grundlage für alle weiteren Verarbeitungsschritte, denn nur qualitativ hochwertiges Ausgangsmaterial führt zu guten Endprodukten.

Wie lange ist Cannabis haltbar?

Viele Menschen denken, Cannabis sei praktisch unbegrenzt haltbar, wenn man es nur richtig lagert. Das ist allerdings ein weit verbreiteter Mythos. Die Realität ist etwas komplexer und hängt von verschiedenen Faktoren ab.

Zunächst einmal müssen wir klären, was »haltbar« im Kontext von Cannabis überhaupt bedeutet. Anders als bei Lebensmitteln, die ein Mindesthaltbarkeitsdatum haben und danach möglicherweise ungenießbar geworden sind, verhält es sich bei Cannabis ähnlich wie bei pharmazeutischen Produkten. In der Pharmazie liegt ein Medikament innerhalb der Haltbarkeitsspanne, solange nicht mehr als 10 Prozent des aktiven Wirkstoffs abgebaut sind. Dieses Prinzip lässt sich auch auf Cannabis übertragen. Wenn Sie also beispielsweise Blüten mit einem ursprünglichen THC-Gehalt von 20 Prozent haben, dann gelten diese als okay, bis der THC-Gehalt auf 18 Prozent gesunken ist – also um 10 Prozent abgenommen hat. Auf diese Definition hat man sich geeinigt, auch wenn das nicht bedeutet, dass Cannabis nach diesem Zeitpunkt unbrauchbar ist, sondern lediglich, dass es etwas an Potenz verloren hat.

Unter Standardlaborbedingungen, bei einer konstanten Temperatur von 25 Grad Celsius – was übrigens die maximale Temperatur ist, bei der Cannabis noch gelagert werden sollte –, zeigen Untersuchungen, dass Cannabis-Blüten in der Regel etwa neun Monate haltbar sind, bevor der THC-Gehalt um diese definierten 10 Prozent abgenommen hat. Ich denke, dass diese Zeitspanne für die meisten Konsumenten durchaus praktikabel ist. Allerdings ist Cannabis bei niedrigerer Temperatur deutlich länger haltbar. Eigene Untersuchungen zeigen, dass der THC-Gehalt bei einer Lagerungstemperatur von 20 Grad in 12 Monaten nur um etwa 5 Prozent abnimmt.

Die tatsächliche Haltbarkeit hängt stark von den Lagerbedingungen ab. Hier kommen mehrere entscheidende Faktoren ins Spiel, die Sie unbedingt beachten sollten, wenn Sie Ihr Cannabis möglichst lange frisch halten möchten. Für den THC-Gehalt ist der wichtigste Faktor die Temperatur. Hitze ist der größte Feind Ihrer Ernte, da sie den Abbau der Cannabinoide beschleunigt. Je höher die Lagertemperatur, desto schneller zersetzen sich die wertvollen Inhaltsstoffe. Idealerweise sollten Sie Cannabis bei einer Temperatur unterhalb von 20 Grad lagern.

Ein weiterer kritischer Punkt ist das Licht, insbesondere UV-Licht. Ultraviolette Strahlung kann den Abbau von THC erheblich beschleunigen. Deshalb ist es wichtig, Cannabis immer an einem dunklen Ort aufzubewahren. Ein Schrank oder eine Schublade sind beispielsweise geeignete Lagerorte. Vermeiden Sie auf jeden Fall die Lagerung in durchsichtigen Behältern, die direktem Sonnenlicht ausgesetzt sind, aber auch schon normales Kunstlicht lässt Blüten schnell ausbleichen und die Aromastoffe schwinden.

Die Luftfeuchtigkeit spielt ebenfalls eine entscheidende Rolle. Zu hohe Feuchtigkeit kann zur Schimmelbildung führen, was nicht nur die Qualität beeinträchtigt, sondern auch gesundheitsgefährdend sein kann. Zu niedrige Luftfeuchtigkeit hingegen lässt das Cannabis austrocknen, wodurch es brüchig wird und an Aroma verliert. Die ideale relative Luftfeuchtigkeit liegt zwischen 59 und 63 Prozent.

Auch der Sauerstoffkontakt beeinflusst die Haltbarkeit. Ein zu hoher Sauerstoffanteil kann den Wirkstoffabbau beschleunigen und zur Oxidation führen. Deshalb empfehle ich, Cannabis in luftdichten Behältern aufzubewahren. Glasgefäße mit dicht schließenden Deckeln sind hierfür besonders gut geeignet.

Wenn Sie diese optimalen Lagerbedingungen einhalten – also kühle, dunkle Umgebung mit der richtigen Luftfeuchtigkeit in luftdichten Behältern –, kann die Haltbarkeit Ihres Cannabis erheblich verlängert werden. Unter solchen idealen Bedingungen kann es durchaus länger als die standardmäßigen neun Monate nicht nur seine Potenz, sondern auch das volle Aroma behalten.

Was passiert nun aber, wenn Cannabis über die empfohlene Haltbarkeitsdauer hinaus gelagert wird? Es ist wichtig zu verstehen, dass Cannabis nicht plötzlich »schlecht« wird wie verdorbene Lebensmittel (außer natürlich, es bildet sich Schimmel daran). Stattdessen verliert es in der Regel zunächst das Aroma und dann allmählich an Potenz. Man liest zwar oft, dass THC zu CBN abgebaut würde, dies ist aber ein extrem langwieriger Prozess. Ich habe noch keine Cannabis-Analysen gesehen, die mehr als 1 Prozent CBN gezeigt hätten, selbst nach drei Jahren Lagerung.

Ich habe oft beobachtet, dass Cannabis, das länger als ein Jahr gelagert wurde, zwar noch verwendbar ist, aber eine deutlich mildere Wirkung zeigt. Dies kann für manche Konsumenten sogar von Vorteil sein, besonders für diejenigen, die sanftere Effekte bevorzugen.

Ein weiterer Aspekt, den viele übersehen, ist die Veränderung des Geschmacks und Aromas. Die Terpene sind nämlich sehr viel flüchtiger als die Cannabinoide. Sie bauen sich oft schneller ab als THC oder CBD. Dadurch kann auch gut gelagertes Cannabis nach längerer Zeit an Aroma verlieren, selbst wenn die Cannabinoid-Konzentration noch akzeptabel ist.

Gibt es legales Konsumcannabis wirklich nur über Eigenanbau oder Anbauvereine?

Aktuell: Ja. Zum jetzigen Zeitpunkt sind die Mitgliedschaft in einer Anbauvereinigung oder der Eigenanbau die einzigen Wege, um an Cannabis für den Freizeitgebrauch zu gelangen.

Daneben gibt es aber auch noch das, was das Bundesgesundheitsministerium die zweite Säule seiner Cannabis-Gesetzgebung nennt: einen Modellversuch, bei dem erprobt werden soll, was sich viele Cannabis-Konsumenten schon lange wünschen, nämlich den Verkauf der Droge in Fachgeschäften – in Cannabis-Shops, so wie es sie in den Niederlanden, der Mehrzahl der Bundesstaaten der USA oder Kanada gibt.

Noch liegt dazu erst ein Eckpunktepapier des Ministeriums vor. Das sieht einen lizenzierten und staatlich kontrollierten Rahmen vor, in dem Unternehmen Cannabis produzieren und in Geschäften verkaufen dürfen. Erst einmal als Versuch, fünf Jahre lang und nur in bestimmten Regionen. Der Plan, solche Modellregionen einzurichten und damit die Auswirkungen kommerzieller Lieferketten wissenschaftlich zu untersuchen, geht auch auf die Einsicht der Bundesregierung zurück, dass die EU-Kommission bei einer flächendeckenden Freigabe von Cannabis wohl rechtliche Bedenken anmelden würde.

Soweit ich weiß, haben viele Regionen bereits Interesse signalisiert, was mich ehrlich gesagt auch nicht verwundert. Bislang gibt es aber noch nicht einmal einen Gesetzentwurf. Damit bleiben aktuell nur Eigenanbau und Kluberwerb, um an Cannbis zu kommen. Es sei denn natürlich, Sie werden Cannabis-Patient. Als solcher hätten Sie dann nämlich Zugang zu medizinischem Cannabis, das ja einer komplett anderen Gesetzgebung unterliegt als Konsumcannabis.

Kapitel 4:

Cannabis als Medizin

Was macht medizinisches Cannabis aus?

Ein weit verbreitetes Missverständnis betrifft die vermeintlichen grundlegenden Unterschiede zwischen medizinischem Cannabis und dem Cannabis, das für den Freizeitkonsum verwendet wird. Medizinisches Cannabis stammt primär von derselben Pflanze wie das sogenannte Konsumcannabis. Sprich: Es gibt keine grundlegenden Unterschiede in der Pflanze selbst oder ihrer Genetik.

Es existiert zudem ein hartnäckiges Gerücht, dass für medizinische Anwendungen besondere Cannabis-Sorten speziell gezüchtet würden. Das stimmt nicht. Die meisten Hersteller von medizinischem Cannabis verwenden Pflanzengenetiken, die ursprünglich im »Untergrund« gezüchtet wurden. Das bedeutet aber keineswegs, dass diese Pflanzen keine medizinischen Wirkungen haben können. Viele Menschen, die Cannabis für den Freizeitbereich angebaut haben, taten dies vor allem, um ihre eigenen Symptome zu behandeln.

Überraschend ist für viele auch, dass medizinisches Cannabis durchaus überwiegend als einfache Blüten abgegeben wird. Natürlich gibt es auch medizinische Extrakte, also oral einnehmbare Zubereitungen, aber die meisten Rezepte in Deutschland werden für Cannabis-Blüten ausgestellt.

Der wesentliche Unterschied zwischen medizinischem und »normalem« Cannabis liegt in den allgemeinen Standards beim Anbau. Medizinisches Cannabis unterliegt zunächst einmal sehr viel strengeren Kontrollen. Ein zentraler Punkt ist, dass der Wirkstoffgehalt immer genau bekannt sein muss. Dies ist wichtig für eine verlässliche Dosierung, die bei medizinischen Anwendungen unerlässlich ist.

Zudem wird medizinisches Cannabis auf verschiedene potenziell schädliche Begleitstoffe getestet. Dazu gehören

Pestizide und Schwermetalle, die schwere gesundheitliche Schäden verursachen können. Solche Schadstoffe können leider in Freizeit-Cannabis vorkommen. Mit medizinischem Cannabis können Patienten jedoch sicher sein, dass es entsprechende Qualitätskontrollen durchlaufen hat.

Ein weiterer wichtiger Aspekt ist die Überprüfung der mikrobiologischen Belastung. Medizinisches Cannabis wird auf Schimmelpilze, Bakterien und andere Mikroorganismen getestet, die insbesondere Menschen mit geschwächtem Immunsystem gefährlich werden könnten.

Medizinisches Cannabis ist also sicher, kontrolliert und geprüft, während Freizeit-Cannabis diese Sicherheiten nicht bietet. Die Blüten selbst unterscheiden sich jedoch im Wesentlichen nicht.

Um dies zu veranschaulichen: Jemand, der eine illegale Cannabis-Plantage betreibt, steht bereits im Konflikt mit dem Gesetz. Wenn auf solchen Pflanzen Schädlinge auftreten, wird der Betreiber möglicherweise nicht davor zurückschrecken, gesundheitsgefährdende, eigentlich ebenfalls verbotene Pestizide einzusetzen, um seinen Ertrag zu retten. Da das Produkt nie offiziell getestet und über illegale Kanäle vertrieben wird, bleibt dies unentdeckt. Ob man illegale Pflanzenschutzmittel verwendet, wenn man ohnehin illegalen Anbau betreibt, erscheint nebensächlich. Als Konsument oder Patient hat man bei medizinischem Cannabis dagegen die Gewissheit, ein sauberes, sicheres und geprüftes Produkt zu erhalten, dessen Inhaltsstoffe genau deklariert sind.

Wer kann sich medizinisches Cannabis vom Arzt verschreiben lassen?

Seit der Teillegalisierung ist die Verschreibung von medizinischem Cannabis für alle Ärztinnen und Ärzte in Deutschland auf einem regulären Rezept möglich. Denn: Mit dem Inkrafttreten des Medizinal-Cannabis-Gesetzes wurde medizinisches Cannabis aus dem Betäubungsmittelgesetz ausgegliedert. Es gibt dabei grundsätzlich zwei verschiedene Wege: die Verschreibung auf Kassenrezept und die Verschreibung auf Privatrezept, das in aller Regel allerdings selbst bezahlt werden muss.

Bei einem Kassenrezept übernimmt die Krankenkasse die Kosten für das medizinische Cannabis. Es gibt bestimmte Arztgruppen, die diese Verschreibungen ohne vorherige Bestätigung durch die Krankenkasse ausstellen können. In den meisten Fällen prüft die Krankenkasse jedoch, ob die Verschreibung gerechtfertigt ist, da eine Therapie mit medizinischem Cannabis verhältnismäßig teuer ist – beispielsweise im Vergleich zu einer Schmerztherapie mit Ibuprofen. Auch scheuen viele Ärzte das Risiko einer Regressforderung, sollte die Krankenkasse der Ansicht sein, eine Verschreibung von Cannabis sei im Einzelfall nicht gerechtfertigt gewesen. Das kann deshalb passieren, da für Cannabis keine wissenschaftliche Datenbasis bezüglich seiner Wirkungen existiert, die mit den Fertigarzneimitteln von großen pharmazeutischen Unternehmen vergleichbar wäre.

Für Selbstzahler ist es derzeit sehr einfach geworden, ein Rezept zu bekommen. Es gibt zahlreiche Anbieter auf Telemedizin-Plattformen. Bei manchen muss man ein persönliches Gespräch mit einem Arzt führen, wenn auch nur virtuell. Bei anderen Anbietern genügt es schon, einen medizinischen Fragebogen auszufüllen, woraufhin ein Arzt nur bestätigt, dass eine Indikation für die Verschreibung von medizinischem Cannabis vorliegt. In den letzten Jahren hat sich die Hürde für eine Verschreibung also deutlich gesenkt – besonders wenn man bereit ist, die Kosten selbst zu tragen. Das führt allerdings auch zu Diskussionen darüber, ob dies im Sinne der gesetzlichen Regelungen ist oder ob es eine Umgehung der Cannabis-Gesetzgebung darstellt. Die aktuelle Bundesregierung scheint die Regelungen für medizinisches Cannabis deutlich verschärfen zu wollen.

Es ist wichtig zu betonen, dass für die Verschreibung von medizinischem Cannabis eine medizinische Indikation vorliegen muss – also ein Zustand oder eine Erkrankung, bei der Cannabis als Therapie sinnvoll erscheint. Dies können chronische Schmerzen sein, Spastiken bei Multipler Sklerose, Übelkeit und Erbrechen nach Chemotherapie oder auch bestimmte Formen von Epilepsie, um an dieser Stelle nur einige Beispiele zu nennen.

Wann übernimmt die Krankenkasse die gesamten Kosten?

Grundsätzlich können Krankenkassen die Kosten für medizinisches Cannabis übernehmen, aber sie müssen es nicht in jedem Fall tun. Die Entscheidung hängt von verschiedenen Faktoren ab.

Nach dem Gesetz übernimmt die Krankenkasse die Kosten für eine Behandlung mit medizinischem Cannabis, wenn folgende Voraussetzungen erfüllt sind. Erstens muss eine schwerwiegende Erkrankung vorliegen. Zweitens muss eine nicht ganz unbegründete Aussicht darauf bestehen, dass sich durch den Einsatz von Cannabis die Symptome der Erkrankung verbessern. Und drittens darf keine andere bekannte oder besser geeignete Therapieoption zur Verfügung stehen.

Klassische Beispiele für Erkrankungen, bei denen diese Kriterien in der Regel erfüllt sind, sind chronische Schmerzpatienten mit einer schwerwiegenden Grunderkrankung oder Spastiken im Rahmen einer Multiplen Sklerose. Aber auch bei vielen anderen Erkrankungen kann eine Kostenübernahme möglich sein, wenn die genannten Kriterien erfüllt sind.

Es ist wichtig zu verstehen, dass die Entscheidung letztlich immer im Einzelfall getroffen wird. Es kann durchaus sein, dass die Krankenkasse zunächst eine Kostenübernahme ablehnt, aber nach einem Widerspruch des Patienten oder einer ausführlicheren Begründung durch den Arzt doch zustimmt.

Bei anderen Erkrankungen ist die Kostenübernahme nicht immer selbstverständlich. Viele Ärzte sind auch eher zurückhaltend, Cannabis-Therapien zu verschreiben, wenn die Kosten von der Krankenkasse getragen werden sollen. Dies liegt an den vergleichsweise hohen Kosten dieser Behandlung. Ein Patient mit starken Schmerzen nimmt nicht selten ein Gramm Cannabis oder mehr pro Tag ein, beziehungsweise ein entsprechendes Äquivalent an Extrakten. Das entspricht täglichen Therapiekosten von rund 10 Euro, also etwa 300 Euro im Monat. Für eine Langzeittherapie sind das erhebliche Summen.

Viele Ärzte befürchten, dass die Krankenkasse bei einer Verschreibung ohne ausreichende Begründung später Regressforderungen stellen könnte – der Arzt müsste dann im schlimmsten Fall die Kosten selbst tragen. Dies führt verständlicherweise zu einer gewissen Vorsicht.

Was tun, wenn mein Arzt sich weigert?

Vielleicht haben Sie im Selbstversuch mit Konsumcannabis herausgefunden, dass Cannabis bei Ihnen erhebliche Beschwerden lindern kann. Dann wäre es natürlich sinnvoll, Cannabis auf medizinischem Wege zu beziehen. Was aber, wenn Ihr Arzt sich weigert, Ihnen medizinisches Cannabis zu verschreiben? Es stehen Ihnen verschiedene Optionen zur Verfügung. Die wichtigste Erkenntnis in diesem Zusammenhang: In Deutschland ist man nicht an einen bestimmten Arzt gebunden. Falls Sie also denken, dass medizinisches Cannabis bei Ihren Beschwerden helfen könnte, suchen Sie sich einen anderen Arzt, der dem Thema gegenüber aufgeschlossener ist. Dies kann ein anderer niedergelassener Arzt in Ihrer Nähe sein oder auch ein Arzt, der über eine digitale Plattform erreichbar ist.

Wenn Sie einen neuen Arzt aufsuchen, ist es hilfreich, Ihre Symptome und bisherigen Behandlungsversuche gut zu dokumentieren. Erklären Sie sachlich, warum Sie glauben, dass Cannabis in Ihrem Fall hilfreich sein könnte, und seien Sie offen für alternative Vorschläge des Arztes. Ein konstruktiver Dialog ist oft zielführender als das bloße Bestehen auf einer bestimmten Therapie.

Geht das alles auch online?

Ja, der Zugang zu medizinischem Cannabis ist mittlerweile (zumindest noch) auch online möglich, und das aktuell sogar vergleichsweise unkompliziert. Seit der Teillegalisierung hat sich ein florierender Markt an Telemedizin-Diensten entwickelt, die sich teilweise sogar auf die Verschreibung von medizinischem Cannabis spezialisiert haben. In der Regel stehen zwei Wege zur Verfügung: Entweder führen Patienten ein Videogespräch mit einem Arzt oder sie füllen einen strukturierten Online-Fragebogen aus, der anschließend ärztlich geprüft wird.

Es gibt durchaus eine kontroverse Debatte darüber, ob dieser einfache Zugang zu Cannabis-Verschreibungen so akzeptabel ist oder ob es sich um eine Umgehung der Cannabis-Gesetzgebung handelt. Schließlich erlaubt das Gesetz nicht den Handel mit Freizeit-Cannabis. Freizeit-Cannabis kann man legal nur erhalten, indem man es selbst anbaut oder Mitglied in einer Anbauvereinigung wird.

Die Frage ist also, ob die teils sehr unkomplizierten Verschreibungen über Telemedizin-Plattformen im Sinne des Gesetzes oder der arzneimittelrechtlichen Bestimmungen sind. Andererseits werden auch viele andere Medikamente auf ähnlichem Weg verschrieben – denken Sie beispielsweise an die bekannte »blaue Pille« gegen Erektionsstörungen, die ebenfalls häufig über Online-Dienste erhältlich ist. Es ist wichtig zu verstehen, dass dieser niedrigschwellige Zugang nicht etwas Spezifisches für Cannabis ist, sondern Teil eines breiteren Trends hin zu digitalisierten Gesundheitsdienstleistungen. Cannabis ist hier lediglich ein besonders prominentes und gern diskutiertes Beispiel.

Gehen wir auf die Möglichkeiten noch einmal genauer ein: Der klassische Weg ist die Online-Videosprechstunde. Hierbei führen Sie ein Gespräch mit einem Arzt über Video, ähnlich wie bei einer normalen Sprechstunde, nur eben digital. Der Arzt stellt Ihnen Fragen zu Ihren Symptomen, Ihrer Krankengeschichte und bisherigen Behandlungsversuchen. Auf Basis dieses Gesprächs entscheidet er dann, ob in Ihrem Fall eine Verschreibung von medizinischem Cannabis sinnvoll ist.

Es gibt aber auch Anbieter mit einem noch niedrigschwelligeren Zugang: Sie füllen lediglich einen Fragebogen aus, in dem Ihre Symptome und die medizinische Vorgeschichte abgefragt werden. Ein Arzt prüft diese Angaben und stellt gegebenenfalls ein Rezept aus, ohne dass ein direktes Gespräch stattgefunden hat. Die Detailtiefe der Fragebögen variiert je nach Anbieter.

Es ist wichtig zu verstehen, dass die rechtliche und medizinische Verantwortung in beiden Fällen beim verschreibenden Arzt beziehungsweise beim Betreiber liegt. Als Patient müssen Sie sich keine Sorgen machen, ob dieses Verfahren legal ist – solange der Anbieter seriös ist und tatsächlich mit approbierten Ärzten zusammenarbeitet, ist dies ein völlig legaler Weg, um an ein Rezept für medizinisches Cannabis zu gelangen. Allerdings ist es wie bei anderen Medikamenten auch verboten, vorsätzlich falsche Angaben zu machen, um ein Rezept zu bekommen.

Nach Erhalt des Rezepts können Sie dieses entweder in einer lokalen Apotheke einlösen oder – was bei vielen dieser Online-Dienste möglich ist – das Cannabis direkt über eine angeschlossene Versandapotheke bestellen lassen. Es wird dann zu Ihnen nach Hause geliefert.

Diese Online-Option ist besonders für Menschen vorteilhaft, die in ländlichen Gebieten leben, wo es möglicherweise schwieriger ist, einen dem Cannabis gegenüber aufgeschlossenen Arzt zu finden, oder für Patienten mit eingeschränkter Mobilität. Außerdem schätzen viele die Diskretion dieses Verfahrens – nicht jeder möchte in einer lokalen Arztpraxis über seinen Cannabis-Konsum sprechen.

Es ist allerdings auch zu bedenken, dass ein persönliches Arztgespräch vor Ort in manchen Fällen die bessere Option sein kann, besonders wenn Ihre medizinische Situation komplex ist oder wenn Sie zusätzliche Fragen zur Anwendung und Dosierung haben. Ein erfahrener Arzt kann in einem direkten Gespräch oft individuellere Empfehlungen geben.

Darf ich mit medizinischem Cannabis Auto fahren?

Ob man nach dem Konsum von Cannabis noch Auto fahren darf, ist eine Frage, die viele Menschen beschäftigt – insbesondere jene, die Cannabis auf Rezept erhalten. Die Antwort darauf ist alles andere als einfach, denn sie hängt stark davon ab, ob es sich um medizinisches, legal oder illegal erworbenes Cannabis handelt. In Deutschland gelten strenge Regeln, und wer sich nicht daran hält, muss mit erheblichen Konsequenzen rechnen – darunter hohe Geldstrafen, Punkte in Flensburg, der Entzug des Führerscheins oder sogar strafrechtliche Folgen.

Wenn Sie medizinisches Cannabis einnehmen, dürfen Sie grundsätzlich Auto fahren – allerdings nur, wenn Sie tatsächlich fahrtüchtig sind. Ihre Konzentration, Reaktionsfähigkeit und Wahrnehmung dürfen nicht beeinträchtigt sein. Eine ärztliche Verordnung stellt also keinen Freifahrtschein dar. Vielmehr liegt es in Ihrer Verantwortung, realistisch einzuschätzen, ob Sie sicher fahren können. Wenn Sie sich nach der Einnahme benommen oder schläfrig fühlen, sollten Sie das Auto auf jeden Fall stehen lassen. Weiterhin muss die Einnahme entsprechend der Verordnung erfolgen. Das ist schwer zu überprüfen, aber wenn Ihre Blutwerte darauf hindeuten, dass Sie wesentlich mehr als verordnet konsumiert haben, dann wird ein Gericht wahrscheinlich von einer nicht verordnungsgemäßen Einnahme ausgehen.

Auch mit medizinischem Cannabis kann es zu genaueren Polizeikontrollen kommen. Die Polizei achtet nicht nur auf

Blutwerte, sondern auch auf äußere Auffälligkeiten wie verlangsamte Reaktionen, gerötete Augen, unsichere Fahrweise oder verwaschene Sprache. Kommt es hierbei zu Zweifeln an Ihrer Fahrtauglichkeit, kann auch mit Rezept eine Anzeige erfolgen. Die Beamten dürfen dann prüfen, ob Sie eventuell eine zu hohe Dosis eingenommen oder zusätzlich illegales Cannabis konsumiert haben. Es gab bereits Fälle, in denen Menschen trotz ärztlicher Verschreibung rechtliche Probleme bekamen – sei es wegen Fahruntüchtigkeit oder weil die verordnete Menge überschritten wurde.

Hinzu kommt, dass die Wirkung von Cannabis individuell sehr unterschiedlich ist. Manche Menschen fühlen sich selbst nach niedrigen Dosen schläfrig oder unkonzentriert, andere spüren kaum Nebenwirkungen. Deshalb ist es entscheidend, dass Sie Ihre eigene Reaktion gut kennen und ehrlich zu sich selbst sind. Wenn Sie sich nach der Einnahme nicht mehr voll leistungsfähig fühlen, ist es ratsam, auf das Autofahren zu verzichten – zu Ihrer eigenen Sicherheit und der Ihrer Mitmenschen.

Sie sehen es selbst: Autofahren unter Cannabis-Einfluss ist ein sensibles Thema. Wer Cannabis illegal konsumiert, sollte keinesfalls fahren. Wer medizinisches Cannabis nutzt, darf fahren, muss aber jederzeit sicherstellen, dass er tatsächlich fahrtüchtig ist. Auch mit Rezept tragen Sie eine große Eigenverantwortung. Im Zweifel gilt: Lassen Sie das Auto nach kürzlicher Cannabis-Einnahme lieber stehen.

Bei welchen Krankheiten und Beschwerden kann Cannabis helfen?

Grundsätzlich kann Cannabis keine bekannten Erkrankungen heilen, es ist also keine kausale Therapie, sondern kann ein

Mittel zur Linderung von Symptomen bei bestimmten Indikationen sein. Blicken wir einmal genauer auf diese Indikationen. Hierfür steht eine wichtige unabhängige Datenquelle zur Verfügung: die Begleiterhebung zur Anwendung von Cannabisarzneimitteln. In dieser umfangreichen Befragung des Bundesinstituts für Arzneimittel und Medizinprodukte, an der zwischen April 2017 und März 2022 etwa 21 000 Patientinnen und Patienten teilnahmen, zeigt sich ein durchaus beeindruckendes Bild: Über 70 Prozent der befragten Personen geben an, dass Cannabis eine Verbesserung ihrer Symptome bewirkt hat. Sogar mehr als die Hälfte berichtet von einer sehr deutlichen Verbesserung.

Der entscheidende Faktor, den die Befragten hervorheben, ist weniger die vollständige Beseitigung ihrer Beschwerden, sondern vielmehr eine Steigerung ihrer Lebensqualität. Cannabis scheint den Umgang mit den Beschwerden zu erleichtern, auch wenn es die Grunderkrankung nicht heilt.

An erster Stelle der Indikationen stehen chronische Schmerzen – die mit Abstand häufigste Beschreibung in der Begleiterhebung. Doch das Spektrum geht weit darüber hinaus. Eine weitere wichtige Indikation ist die Multiple Sklerose. Hier hat Cannabis nachweislich positive Effekte auf verschiedene Symptome wie Spastiken, Schmerzen und Blasenfunktionsstörungen.

Darüber hinaus gibt es eine Vielzahl weiterer Beschwerdebilder, bei denen Cannabis therapeutisch eingesetzt wird. Dazu zählen etwa Übelkeit und Erbrechen im Rahmen einer Chemotherapie, Appetitlosigkeit bei HIV/AIDS oder Krebserkrankungen sowie verschiedene Formen von Schlafstörungen. Auch bei chronisch-entzündlichen Darmerkrankungen wie Morbus Crohn oder Colitis ulcerosa kann Cannabis lindernd wirken. Ebenso findet es Anwendung bei neuropathischen Schmerzen, die auf herkömmliche

Schmerzmittel oft nur unzureichend ansprechen. Weitere Einsatzgebiete sind bestimmte, schwer behandelbare Formen von Epilepsie im Kindesalter, grüner Star (Cannabis kann helfen, den Augeninnendruck zu senken) oder psychische Erkrankungen wie Angststörungen.

Und das ist längst nicht alles: Die medizinische Forschung rund um Cannabis steckt noch immer in den Kinderschuhen und laufend werden neue potenzielle Anwendungsgebiete untersucht. Weltweit beschäftigen sich Studien mit der Frage, ob Cannabis oder einzelne seiner Wirkstoffe auch bei weiteren Erkrankungen helfen könnten – etwa bei Tourette-Syndrom, Posttraumatischer Belastungsstörung (PTBS), Depressionen, Migräne oder Autoimmunerkrankungen. Die Ergebnisse sind aber oft noch nicht eindeutig genug, um bereits klare therapeutische Empfehlungen auszusprechen. Klar ist jedoch: Das medizinische Potenzial von Cannabis ist noch längst nicht ausgeschöpft – und es lohnt sich, die Forschung weiter intensiv voranzutreiben.

Wieso hilft Cannabis gerade bei Spastiken und MS sehr gut?

Viele Menschen mit Multipler Sklerose kennen das Problem nur zu gut: Die Muskeln verkrampfen sich schmerzhaft, die Beine werden steif wie Bretter und selbst einfache Bewegungen werden zur Qual. Diese Spastiken gehören zu den belastendsten Symptomen der MS und können den Alltag erheblich einschränken. Hier zeigt Cannabis seine besonderen Stärken – aber um zu verstehen, warum, sollten wir zunächst einen Blick darauf werfen, was bei MS im Körper passiert.

Multiple Sklerose ist eine chronische Erkrankung des Zentralen Nervensystems, bei der es zu Entzündungen in verschiedenen Bereichen von Gehirn und Rückenmark kommt. Diese Entzündungen betreffen insbesondere die weiße Substanz, also jene Bereiche, in denen die Nervenfasern von einer schützenden Schicht, der Myelinscheide, umgeben sind. Wenn diese Myelinscheiden durch Entzündungen geschädigt werden, entstehen Narben (Sklerosen), die die normale Weiterleitung von Nervensignalen behindern.

Es ist wichtig zu verstehen, dass Cannabis die Ursache der Multiplen Sklerose nicht heilen kann. Die zugrunde liegenden Entzündungsprozesse und die damit verbundenen Nervenschädigungen lassen sich durch Cannabis nicht rückgängig machen oder stoppen. Was Cannabis jedoch kann, ist eine symptomatische Behandlung – das bedeutet, es kann die belastenden Beschwerden, die durch die MS entstehen, lindern.

Die Symptome der Multiplen Sklerose sind sehr vielfältig und können von Patient zu Patient stark variieren. Nicht alle MS-Patienten leiden unter den gleichen Problemen. Während manche hauptsächlich mit Fatigue (extremer Müdigkeit) oder Sehstörungen zu kämpfen haben, stehen bei anderen Muskelverkrampfungen und Spastiken im Vordergrund. Diese Spastiken sind besonders belastend, da sie nicht nur schmerzhaft sind, sondern auch die Beweglichkeit stark einschränken und somit die Lebensqualität erheblich beeinträchtigen können.

Genau hier kommt Cannabis ins Spiel. Ich denke, dass seine Wirkung bei MS-bedingten Spastiken auf einem zweigleisigen Mechanismus beruht, der diese Behandlungsmethode besonders interessant macht. Einerseits wirkt Cannabis, insbesondere das THC, direkt im Zentralen Nervensystem und kann dort muskelentspannende Eigenschaften entfalten. THC bindet an spezielle Rezeptoren in Gehirn und Rückenmark, die Teil des körpereigenen Endocannabinoid-Systems sind. Diese Rezeptoren befinden sich unter anderem in Bereichen, die für die Muskelspannung und -kontrolle verantwortlich sind.

Meiner Meinung nach ist es aber nicht nur das THC allein, das hier wirksam ist. Es gibt Hinweise darauf, dass gerade die Kombination aus THC und CBD besonders effektiv ist. Dies spiegelt sich auch in der Entwicklung zugelassener Medikamente wider. So existiert beispielsweise ein Mundspray, das sowohl THC als auch CBD enthält und speziell für die Behandlung von MS-bedingten Spastiken entwickelt wurde. Dieses Medikament zeigt in Studien gute Ergebnisse bei der Reduktion von Muskelverkrampfungen.

Der zweite wichtige Wirkmechanismus betrifft die Schmerzwahrnehmung. Cannabis verändert die Art, wie Schmerzen im Gehirn verarbeitet werden. Es ist wichtig zu verstehen, dass Cannabis Schmerzen nicht einfach auflöst, wie es beispielsweise starke Opioide tun können. Stattdessen führt es zu einer Veränderung der Schmerzwahrnehmung – der Schmerz wird als weniger belastend empfunden, obwohl er in ähnlicher Intensität weiterhin vorhanden sein kann. Diese schmerzmodulierenden Eigenschaften sind bei MS-Patienten von großer Bedeutung, da chronische Schmerzen ein häufiges und sehr belastendes Symptom der Erkrankung darstellen.

Die Kombination dieser beiden Wirkansätze – Muskelentspannung und veränderte Schmerzwahrnehmung – macht Cannabis zu einer interessanten Behandlungsoption bei MS. Mit einem einzigen Medikament können zwei der belastendsten Symptome gleichzeitig angegangen werden. Dies bezeichnet man als synergistische Wirkung, bei der sich die verschiedenen Effekte gegenseitig verstärken und ergänzen.

Darüber hinaus wirkt sich diese doppelte Entlastung auch positiv auf weitere Aspekte des Lebens mit MS aus. Wenn

Muskelverkrampfungen nachlassen und Schmerzen erträglicher werden, verbessert sich oft auch der Schlaf. Viele MS-Patienten leiden unter Schlafstörungen, die sowohl durch die Schmerzen als auch durch die nächtlichen Muskelkrämpfe verursacht werden. Besserer Schlaf führt wiederum zu mehr Energie am Tag und kann die allgemeine Lebensqualität erheblich steigern.

Es ist jedoch wichtig zu betonen, dass nicht alle MS-Patienten gleichermaßen von einer Cannabis-Behandlung profitieren. Die Wirksamkeit hängt von verschiedenen Faktoren ab, wie der individuellen Ausprägung der Symptome, dem Krankheitsstadium und der persönlichen Reaktion auf Cannabis. Deshalb sollte eine solche Behandlung immer unter enger ärztlicher Begleitung erfolgen, um die optimale Dosierung zu finden und mögliche Nebenwirkungen zu überwachen.

Warum genau wirkt Cannabis bei Schmerzen?

Wenn wir verstehen wollen, warum Cannabis Schmerzen lindert, müssen wir zunächst ein interessantes Phänomen betrachten, das in verschiedenen Studien beobachtet wurde. Cannabis ist kein klassisches Schmerzmittel im Sinne eines Akutschmerzlinderers. Wenn Sie sich den Fuß verstaucht haben, ein Band gerissen ist oder eine akute Entzündung vorliegt, ist Cannabis nicht das Mittel der ersten Wahl. Es unterscheidet sich grundlegend von Schmerzmitteln wie Ibuprofen, Paracetamol oder Opioiden, die direkt in die Schmerzweiterleitung oder -wahrnehmung eingreifen.

Die Wirkungsweise von Cannabis bei Schmerzen ist eine andere: Wenn man Patienten vor und nach der Einnahme von

Cannabis befragt, wie stark ihre Schmerzen sind – typischerweise mit einer visuellen Analogskala, auf der 0 keine Schmerzen und 10 die stärksten vorstellbaren Schmerzen bedeutet –, dann verändert sich dieser Wert oft erstaunlich wenig. Die Schmerzintensität selbst nimmt nicht dramatisch ab.

Was sich jedoch verändert, ist die subjektive Erträglichkeit der Schmerzen. Die Patienten berichten, dass die Schmerzen zwar noch vorhanden sind, aber sie weniger belasten. Der Schmerz tritt gewissermaßen in den Hintergrund, wird weniger dominant in der Wahrnehmung. Dieser Effekt ist entscheidend für die Lebensqualität von Menschen mit chronischen Schmerzen.

Meiner Meinung nach ist diese Veränderung in der Schmerzverarbeitung der Schlüssel zum Verständnis der Cannabis-Wirkung. Cannabis hilft nicht primär dabei, den Schmerz zu beseitigen, sondern unterstützt die Patienten dabei, mit dem Schmerz besser umzugehen. Der Schmerz wird erträglicher, weniger belastend und die Lebensqualität steigt entsprechend.

Physiologisch lässt sich diese Wirkung durch das Endocannabinoid-System erklären, das unter anderem an der Modulation von Schmerzempfindungen beteiligt ist. Sie kennen ihn schon: Der CB1-Rezeptor, der hauptsächlich im Zentralen Nervensystem vorkommt, spielt dabei eine wichtige Rolle. Wenn THC an diesen bindet, kann das die Bewertung von Schmerzsignalen beeinflussen. Es verändert nicht unbedingt die Schmerzwahrnehmung selbst, sondern eher die emotionale Bewertung des Schmerzes. Der Schmerz wird weniger mit Leid und Belastung assoziiert.

Ein weiterer wichtiger Punkt in der Schmerztherapie mit Cannabis ist die Wirkung auf begleitende Symptome, die oft mit chronischen Schmerzen einhergehen. Viele Patienten leiden nicht nur unter den Schmerzen selbst, sondern auch unter Schlafstörungen, depressiven Verstimmungen oder Angstzuständen, die durch die ständige Schmerzbelastung ausgelöst oder verstärkt werden. Cannabis kann in einigen Fällen auch diese Begleitsymptome lindern und so indirekt zur Reduktion des Schmerzsymptomkomplexes beitragen.

Es ist wichtig zu verstehen, dass Cannabis keine Wunderpflanze ist. Es kann die Ursachen chronischer Schmerzen nicht heilen oder diese vollständig beseitigen. Was es jedoch leisten kann, ist eine Verbesserung der Lebensqualität durch einen veränderten Umgang mit dem Schmerz. Für viele Patienten, die jahrelang unter therapieresistenten Schmerzen gelitten haben, kann dies bereits einen enormen Unterschied bedeuten.

In der praktischen Anwendung bedeutet dies auch, dass die Erwartungshaltung der Patienten entscheidend für den Therapieerfolg ist. Wenn jemand erwartet, dass seine Schmerzen nach der Einnahme von Cannabis vollständig verschwinden, wird er wahrscheinlich enttäuscht sein. Wenn das Ziel jedoch ein besserer Umgang mit den Schmerzen und eine Steigerung der Lebensqualität trotz fortbestehender Grunderkrankung ist, stehen die Chancen deutlich besser.

Kann medizinisches Cannabis eine Alternative zu Opiaten bei chronischen Schmerzen sein?

Die Behandlung chronischer Schmerzen gehört zu den größten Herausforderungen in der Medizin. Während Opiate traditionell als stark wirksame Schmerzmittel gelten, hat sich medizinisches Cannabis in den letzten Jahren als vielversprechende Ergänzung etabliert – vor allem bei lang anhaltenden Beschwerden. In vielen Fällen berichten Patienten, dass der regelmäßige Einsatz von medizinischem Cannabis ihren Bedarf an Opiaten reduzieren konnte. Das liegt unter anderem daran, dass Cannabis wie bereits beschrieben dabei hilft, das Schmerzempfinden zu modulieren. Zwar verschwinden die Schmerzen oft nicht vollständig, doch viele empfinden eine Verbesserung der Lebensqualität – vor allem, weil sie die belastenden Nebenwirkungen klassischer Schmerzmittel umgehen können.

Gerade bei akuten, starken Schmerzen, etwa nach Operationen, kommen jedoch weiterhin vor allem Opiate zum Einsatz. Sie wirken schnell und intensiv und sind in diesen Situationen nach wie vor unverzichtbar. Zwar ist Cannabis in seiner Wirkung nicht so unmittelbar wie Opiate, doch es kann – gerade in Kombination mit anderen Maßnahmen – auch bei akuten Beschwerden sinnvoll eingesetzt werden.

Ein zentraler Unterschied zwischen beiden Therapieformen liegt in den Nebenwirkungen. Opiate sind bekannt für Probleme wie Übelkeit, Verstopfung, Atemdepression und eine starke Toleranzentwicklung – manche Patienten müssen die Dosis kontinuierlich steigern, was wiederum das Risiko für eine Abhängigkeit deutlich erhöht. Die Gefahr einer Opiatsucht ist real und nicht zu unterschätzen. Medizinisches Cannabis hat zwar ebenfalls Nebenwirkungen wie Müdigkeit, Blutdruckabfall oder seltene psychische Effekte, diese fallen jedoch im Vergleich meist milder aus. Außerdem berichten viele Konsumenten, dass sie über längere Zeit mit einer stabilen Dosierung auskommen – ein entscheidender Vorteil gegenüber Opiaten.

Das Suchtpotenzial unterscheidet sich ebenfalls deutlich: Während Opiate bereits nach kurzer Zeit abhängig machen können und die Entwöhnung häufig schwierig ist, gilt medizinisches Cannabis in der Regel als deutlich risikoärmer.

Zwar ist auch hier eine psychische Abhängigkeit nicht ausgeschlossen, doch sie tritt seltener auf und ist meist weniger gravierend. Für viele chronisch schmerzgeplagte Menschen bedeutet Cannabis daher nicht nur eine bessere Verträglichkeit, sondern auch eine größere therapeutische Sicherheit auf lange Sicht.

Insgesamt lässt sich sagen: Beide Ansätze haben ihre Berechtigung – je nach Situation, Schmerzart und Patient. Doch gerade bei chronischen Beschwerden, bei denen es um nachhaltige Lebensqualität und Langzeitanwendung geht, kann medizinisches Cannabis eine sinnvolle Ergänzung und manchmal sogar Alternative zu Opiaten darstellen. Schon allein, wenn durch Cannabis die Einnahme von Opiaten reduziert werden kann, stellt das einen Erfolg dar. Dasselbe gilt für scheinbar harmlosere Substanzen wie Ibuprofen oder Diclofenac, die über längere Zeiträume deutliche Nebenwirkungen haben. Jede zusätzliche Option der Schmerzkontrolle ist medizinisch höchst willkommen. Aber lassen Sie mich auch sagen: Die Entscheidung für eine bestimmte Therapieform sollte immer gemeinsam mit einem erfahrenen Arzt getroffen werden.

Hilft Cannabis auch bei PTBS?

Die Frage, ob Cannabis bei der Posttraumatischen Belastungsstörung (PTBS) helfen kann, ist von großem Interesse, da diese Erkrankung oft schwer zu behandeln ist und die konventionellen Therapieansätze nicht bei allen Betroffenen ausreichend wirksam sind.

Bei der PTBS handelt es sich um eine psychische Erkrankung, die nach einem oder mehreren traumatischen Erlebnissen auftreten kann, typischerweise dann, wenn die

Betroffenen eine deutliche Diskrepanz zwischen bedrohenden Umweltfaktoren und individuellen Bewältigungsmöglichkeiten erlebten. Charakteristische Symptome sind wiederkehrende, belastende Erinnerungen (Flashbacks), Albträume, emotionale Abstumpfung, anhaltende Angst, Vermeidungsverhalten, Schlafstörungen und eine erhöhte Schreckhaftigkeit.

Zur Frage, ob Cannabis bei PTBS hilfreich sein kann, muss ich zunächst anmerken, dass die wissenschaftliche Datenlage – ähnlich wie bei anderen Indikationen – begrenzt ist. Es fehlen große, kontrollierte klinische Studien nach dem üblichen »Goldstandard«. Dennoch gibt es einige Hinweise aus kleineren Studien und aus Beobachtungen in der klinischen Praxis, die auf einen potenziellen Nutzen hindeuten.

Viele PTBS-Patienten berichten, dass Cannabis ihnen dabei hilft, bestimmte Symptome zu lindern. Insbesondere scheint es bei Schlafstörungen und Albträumen, die für viele PTBS-Patienten eine erhebliche Belastung darstellen, positive Effekte zu haben. THC kann die REM-Schlafphase verkürzen, in der die meisten Träume stattfinden, was zu einer Reduktion von Albträumen führen kann. Einige Patienten berichten auch von einer Verringerung der Flashbacks und einer allgemeinen Abnahme von Angst und Anspannung.

Ein weiterer möglicher Wirkmechanismus betrifft das *Fear Extinction Learning* – also die Fähigkeit, Angstreaktionen auf bestimmte Trigger abzubauen. Es gibt Hinweise darauf, dass das Endocannabinoid-System an diesem Prozess beteiligt ist und dass Cannabis-Wirkstoffe diesen Vorgang möglicherweise unterstützen können.

Es wäre jedoch falsch zu behaupten, dass Cannabis eine Standardtherapie für PTBS sein sollte oder dass es für alle Betroffenen gleichermaßen hilfreich ist. Die Wirkung kann individuell sehr unterschiedlich ausfallen. Es gibt auch Fälle, in denen Cannabis die Symptome verschlimmern kann, insbesondere wenn es zu Paranoia oder verstärkter Angst führt – Nebenwirkungen, die bei manchen Menschen auftreten können.

Aus meiner Sicht sollte Cannabis bei PTBS als potenzieller ergänzender Therapieansatz betrachtet werden, der im Rahmen eines umfassenden Behandlungskonzepts erwogen werden kann. Die Basistherapie bei PTBS besteht aus psychotherapeutischen Verfahren, insbesondere traumafokussierten tiefenpsychologischen Kurzinterventionen oder kognitiv-verhaltenstherapeutischen Ansätzen. Cannabis kann möglicherweise unterstützend wirken, sollte aber nicht als Ersatz für diese evidenzbasierten Therapien angesehen werden.

Ein wichtiger Aspekt, der nicht unerwähnt bleiben sollte, ist die Gefahr der Selbstmedikation. Viele Menschen mit PTBS greifen eigenständig zu Cannabis, um ihre Symptome zu lindern. Ohne ärztliche Begleitung besteht jedoch das Risiko einer unsachgemäßen Anwendung, einer Abhängigkeitsentwicklung oder einer Verschlechterung bestimmter Symptome. Zudem kann eine reine Symptomunterdrückung ohne Bearbeitung der zugrunde liegenden traumatischen Erfahrungen langfristig problematisch sein. Bildlich gesprochen: Jemandem, der um Hilfe ruft, ein Pflaster auf den Mund zu kleben, bewirkt zwar, dass keine Rufe mehr zu hören sind, es führt aber keinesfalls dazu, dass es dem Betroffenen besser geht.

Die Dosierung und Zusammensetzung des Cannabis spielt ebenfalls eine entscheidende Rolle. Während THC-reiche Sorten bei manchen Patienten Angst und Paranoia verstärken können, scheinen Varianten mit ausbalancierten THC-/CBD-Gehalten teilweise besser verträglich zu sein und sie könnten sogar angstlösende Eigenschaften haben. Die individuell richtige Balance zu finden, ist daher wichtig und sollte unter ärztlicher Aufsicht erfolgen.

In einigen Staaten, insbesondere in bestimmten US-Bundesstaaten, ist PTBS bereits als Indikation für medizinisches Cannabis anerkannt. In Deutschland wird es in Einzelfällen verschrieben, PTBS gehört aber nicht zu den primären Indikationen. Ich denke, dass wir in diesem Bereich noch viel Forschung benötigen, um genauer zu verstehen, welche Patienten von Cannabis profitieren könnten, welche Cannabinoid-Profile am wirksamsten sind und wie Cannabis optimal in ein umfassendes Behandlungskonzept integriert werden kann. Die bisherigen Erfahrungsberichte und kleineren Studien sind ermutigend, aber für eindeutige Empfehlungen reichen sie noch nicht aus.

Entsteht eine Toleranz? Brauche ich also immer mehr Cannabis für die positiven Effekte?

Die Frage nach der Toleranzentwicklung bei Cannabis ist berechtigt und wichtig, besonders wenn man Cannabis medizinisch einsetzen möchte. Im Freizeitbereich ist die Toleranzentwicklung tatsächlich ein bekanntes Phänomen, weshalb Cannabis als potenziell suchtauslösend eingestuft ist. Die Entwicklung einer Toleranz gegenüber den Dosen gehört sogar zur Definition einer Suchterkrankung – neben der Dosissteigerung und dem Kontrollverlust über den Konsum. Bei der medizinischen Anwendung von Cannabis sieht die Situation jedoch deutlich anders aus.

Um zu verstehen, warum eine Toleranz entsteht, muss man zunächst die biologischen Mechanismen betrachten. Toleranzentwicklung entsteht dadurch, dass der Körper auf die regelmäßige Zufuhr einer Substanz reagiert, indem er die

Anzahl oder die Empfindlichkeit der Rezeptoren anpasst, an die diese Substanz bindet. Bei Cannabis sind das hauptsächlich die CB1- und CB2-Rezeptoren des Endocannabinoid-Systems. Wenn diese regelmäßig durch von außen zugeführte Cannabinoide aktiviert werden, kann es zu einer Herunterregulation kommen – das bedeutet, dass entweder weniger Rezeptoren ausgebildet werden oder diese weniger empfindlich auf die Cannabinoide reagieren.

Diese Anpassung des Körpers geschieht besonders schnell und ausgeprägt, wenn Cannabis in hohen Dosen konsumiert wird und wenn es sehr schnell im Gehirn verfügbar wird – also schnell »anflutet«. Dies ist typischerweise beim Rauchen oder Verdampfen der Fall, wo die Wirkstoffe über die Lunge sehr rasch ins Blut und dann ins Gehirn gelangen. Bei solchen Konsummustern muss tatsächlich die Dosis immer weiter gesteigert werden, um die gleichen Effekte zu erzielen.

Bei der medizinischen Anwendung verfolgt man jedoch einen völlig anderen Ansatz. Hier achtet man von vornherein darauf, Dosen zu verwenden, die nicht zu einem Rauschzustand führen – die also nicht high machen. Das Ziel ist es, die therapeutisch wirksame Dosis so niedrig wie möglich zu halten, aber gleichzeitig hoch genug, damit der gewünschte medizinische Effekt erzielt wird. Außerdem bevorzugt man wann immer möglich Darreichungsformen, die langsam anfluten, wie beispielsweise oral eingenommene Öle oder Kapseln.

Bei dieser kontrollierten und niedrig dosierten Anwendung ist meiner Erfahrung nach eine deutliche Toleranzentwicklung eher selten. Die Dosierung wird so gewählt, dass sie gerade ausreicht, um die gewünschten therapeutischen Effekte zu erzielen, ohne dass es zu einer Überstimulation der Cannabinoid-Rezeptoren kommt. Dadurch bleibt das körpereigene Endocannabinoid-System weitgehend im Gleichgewicht und eine Anpassung der Rezeptoren ist weniger wahrscheinlich.

Es gibt jedoch durchaus individuelle Unterschiede. Manche Patienten benötigen auch hier nach einiger Zeit eine Dosisanpassung, aber dies ist oft nicht auf eine echte Toleranzentwicklung zurückzuführen, sondern kann andere Ursachen haben. Zum Beispiel kann sich der Krankheitsverlauf ändern – bei fortschreitenden Erkrankungen können die Symptome stärker werden, sodass eine höhere Dosis erforderlich wird. Auch Gewichtsveränderungen, die Einnahme anderer Medikamente oder Veränderungen im Stoffwechsel können die Wirkung von Cannabis beeinflussen.

Ein wichtiger Aspekt ist auch die Art der Anwendung. Bei der medizinischen Verwendung wird oft ein regelmäßiger Einnahmeplan befolgt, um konstante Wirkspiegel im Körper zu erreichen. Dies unterscheidet sich grundlegend vom sporadischen Freizeitkonsum, bei dem oft hohe Dosen auf einmal konsumiert werden, gefolgt von längeren konsumfreien Phasen.

Für Patienten, die Cannabis medizinisch verwenden, bedeutet dies also, dass sie bei korrekter Anwendung nicht damit rechnen müssen, die Dosis kontinuierlich steigern zu müssen. Wichtig ist dabei eine gute ärztliche Betreuung, die regelmäßige Kontrollen der Wirksamkeit und eventuell notwendige Dosisanpassungen umfasst. Sollte dennoch eine Dosiserhöhung erforderlich werden, geschieht diese in der Regel in kleinen Schritten und unter medizinischer Überwachung.

Ein weiterer positiver Aspekt ist, dass sich eine eventuelle Toleranz bei Cannabis auch wieder zurückbilden kann. Wenn die Behandlung pausiert – sei es geplant oder aus anderen Gründen –, normalisiert sich das Endocannabinoid-System in der Regel wieder und die ursprüngliche Empfindlichkeit gegenüber Cannabis kann zurückkehren. Dies unterscheidet Cannabis von manchen anderen Medikamenten, zum Beispiel Opiaten oder Benzodiazepinen, bei denen irreversible neurochemische Veränderungen auftreten können, welche die Wirksamkeit schwächen.

Gibt es Studien zur Wirksamkeit von Cannabis?

Was die wissenschaftliche Absicherung der beschriebenen Anwendungen betrifft, stehen wir vor einem grundlegenden Problem: Es mangelt hier an groß angelegten medizinischen Studien. Gerade jedoch wegen diesen Einschränkungen in der wissenschaftlichen Evidenz darf man die Erfahrungsberichte von Patienten nicht unterschätzen. (Erinnern Sie sich an die in der Frage »Bei welchen Krankheiten und Beschwerden kann Cannabis helfen?« erwähnten Begleiterhebungen, von denen wir immerhin schon 21 000 untersucht haben.)

Der therapeutische Wert von Cannabis zeigt sich meiner Meinung nach gerade dort, wo konventionelle Therapien versagen oder mit starken Nebenwirkungen verbunden sind. Viele Patienten berichten von einer deutlichen Verbesserung ihrer Lebensqualität und einem reduzierten Bedarf an anderen Medikamenten, insbesondere Opioiden zur Schmerzbehandlung.

Ich denke, dass wir in den kommenden Jahren weitere Erkenntnisse gewinnen werden, da das Interesse an der medizinischen Anwendung von Cannabis weltweit zunimmt und auch die Forschung trotz der beschriebenen Hürden voranschreitet. Die Begleiterhebung und andere Beobachtungsstudien liefern uns wertvolle Hinweise, die durch gezieltere klinische Studien zu einzelnen Indikationen weiter abgesichert werden müssen.

Ich will an dieser Stelle aber auch betonen, dass wir in dieser Hinsicht schon große Fortschritte gemacht haben. Noch in den Nullerjahren fand Cannabis in der medizinischen Anwendung so gut wie keine Anwendung, Ärzte verschrieben die Blüten nur in extremen Ausnahmefällen als Medikament. Das hatte mehrere Gründe: Die rechtliche Einordnung als Betäubungsmittel erschwerte die Forschung enorm, machte sie kostspielig und verzögerte Fortschritte durch bürokratische Hürden.

Wenn es heute heißt, die Datenlage zur Wirksamkeit von Cannabis sei dünn, so muss man das differenziert betrachten. Diese Aussage stimmt möglicherweise, wenn man als einzigen Maßstab Doppelblindstudien anlegt – jenes Studiendesign, bei dem weder Patient noch behandelnder Arzt wissen, ob der Patient das Medikament oder ein Placebo erhält. Bei Cannabis ergibt sich hier jedoch ein methodisches Problem: Die Wirkung ist für die meisten Menschen unmittelbar spürbar, was eine echte Verblindung praktisch unmöglich macht. Patienten, die eine therapeutisch wirksame Dosis erhalten, bemerken die Effekte in aller Regel.

Ein weiterer wesentlicher Faktor für die vermeintlich dünne Studienlage ist wirtschaftlicher Natur. Große Pharmaunternehmen, die typischerweise umfangreiche klinische Studien finanzieren, zeigen kaum Interesse an Cannabis-Forschung. Der Grund liegt auf der Hand: Die Inhaltsstoffe der Cannabis-Pflanze sind natürlichen Ursprungs und lassen sich nicht oder nur sehr eingeschränkt patentieren. Ohne Patentschutz und die damit verbundene Exklusivität am Markt fehlt der wirtschaftliche Anreiz für kostspielige Forschungsprojekte. Und solche Forschungsprojekte können mehrere hundert Millionen Euro kosten, bei unsicherem Ausgang.

Universitäre Forschungseinrichtungen stehen ihrerseits vor anderen Hürden. Die notwendige Infrastruktur für die sachgerechte Lagerung und Dokumentation von kontrollierten Substanzen übersteigt oft die Kapazitäten kleinerer Forschungsprojekte. Die regulatorischen Auflagen sind so umfangreich, dass viele Wissenschaftler davor zurückschrecken, Projekte mit Cannabis durchzuführen.

Trotz dieser Hindernisse existieren mittlerweile durchaus Studien, die eine Wirksamkeit bei verschiedenen Erkrankungen und Symptomen nahelegen. Es wäre also falsch zu behaupten, dass es keine wissenschaftliche Evidenz gibt. Im Gegenteil zeigen viele kleinere Studien vielversprechende Therapieeffekte, nur eben nicht nach allen Anforderungen an große klinische Studien.

Ich möchte hier besonders auf einen Aspekt hinweisen, der aus meiner Sicht einen großen Vorteil von Cannabis darstellt: die Vielfalt der enthaltenen Wirkstoffe. Anders als viele synthetische Arzneimittel enthält Cannabis nicht nur eine einzelne Substanz, sondern ein komplexes Spektrum an Cannabinoiden, Terpenen und anderen Pflanzeninhaltsstoffen. Diese Vielfalt ermöglicht eine differenzierte Anwendung. Es gibt beispielsweise Cannabis-Sorten, die eher beruhigend wirken und bei Angststörungen oder Schlafproblemen zum Einsatz kommen könnten. Andere Sorten wirken eher aktivierend und können bei Schmerzzuständen oder spastischen Erkrankungen hilfreich für die Behandlung während des Tages sein.

Diese Bandbreite ist meiner Meinung nach nicht etwa ein Nachteil, sondern ein bedeutender Vorteil in der therapeutischen Anwendung. Patienten haben die Möglichkeit, individuell zu erproben, welche Sorte bei ihren spezifischen Beschwerden am besten wirkt. Diese Flexibilität ist bei vielen konventionellen Medikamenten nicht gegeben, da deren Wirkmechanismen einander jeweils sehr ähnlich sind. Bei Cannabis hingegen kann ein Wechsel der Sorte durchaus zu einem verbesserten Therapieerfolg führen. Auch ist nichts verloren, wenn Cannabis keine Wirkung zeigt, denn dann kann die Therapie beendet werden, ohne dass die Gefahr von langfristigen Nebenwirkungen besteht.

Betrachtet man konkrete Forschungsergebnisse (eine ausführliche Auflistung der Studien finden Sie im Literaturverzeichnis am Ende des Buches), zeigt sich eine Wirksamkeit bei folgenden, oben bereits genannten Beschwerdebildern: chronische Schmerzzustände, spastische Symptome bei Multipler Sklerose, Übelkeit und Erbrechen nach Chemotherapie sowie Appetitlosigkeit bei schweren Erkrankungen. Auch bei bestimmten Formen der Epilepsie, insbesondere dem Dravet-Syndrom und dem Lennox-Gastaut-Syndrom, liegen positive Studienergebnisse vor, die zur Zulassung CBD-basierter Medikamente führten.

Die Qualität und der Umfang dieser Studien variieren allerdings erheblich. Während einige methodisch solide durchgeführt und in renommierten Fachzeitschriften publiziert wurden, weisen andere methodische Schwächen auf, umfassen nur kleine Patientengruppen oder es handelt sich um Einzelfallberichte. Hinzu kommt, dass aufgrund der genannten Verblindungsproblematik viele Studien nicht dem »Goldstandard« der randomisierten, placebokontrollierten Doppelblindstudie entsprechen.

Ein weiterer Aspekt, der die Bewertung der Studienlage erschwert, ist die Heterogenität der verwendeten Cannabis-Präparate. Manche Studien arbeiten mit isolierten Cannabinoiden wie THC oder CBD, andere mit standardisierten Extrakten und wieder andere mit getrockneten Blüten unterschiedlicher Sorten. Dies macht Vergleiche zwischen den Studien oft schwierig. Ein interessantes Ergebnis der bereits erwähnten Begleiterhebung war, dass oftmals gerade bei der Einnahme von Cannabis-Blüten ein deutlicher Mehrnutzen berichtet wurde. Studien mit Blüten sind allerdings die seltensten, da diese am schwierigsten zu verblinden und genau zu kontrollieren sind.

Trotz dieser Einschränkungen wächst die Evidenzbasis kontinuierlich. Insbesondere seit der Liberalisierung in verschiedenen Ländern hat das wissenschaftliche Interesse an medizinischem Cannabis zugenommen. Neue Forschungsprojekte werden initiiert und das Verständnis für die komplexen Wirkmechanismen der Cannabinoide vertieft sich stetig.

Was die Studienlage besonders interessant macht, ist die Beobachtung, dass Cannabis bei vielen Patienten wirksam sein kann, bei denen konventionelle Therapien versagt haben. Dies gilt besonders für chronische Schmerzzustände, bei denen herkömmliche Analgetika oft nicht ausreichend wirken oder mit erheblichen Nebenwirkungen verbunden sind. Hier kann Cannabis eine wertvolle Alternative oder Ergänzung darstellen.

Bezüglich der Sicherheit zeigen die vorliegenden Daten, dass Cannabis bei angemessener Dosierung und sachgerechter Anwendung ein günstiges Nebenwirkungsprofil aufweist. Die häufigsten unerwünschten Wirkungen wie Schwindel, Mundtrockenheit oder Müdigkeit sind in der Regel mild und vorübergehend. Im Vergleich zu Opioiden besteht kein Risiko für lebensbedrohliche Überdosierungen und deutlich seltener für schwerwiegende Abhängigkeit.

Zusammenfassend lässt sich sagen: Ja, es gibt Studien zur Wirksamkeit von Cannabis und ihre Zahl wächst. Die Forschungslage ist zwar nicht so umfassend wie bei länger etablierten Medikamenten, aber dennoch substanziell. Die bestehenden Studien deuten auf therapeutisches Potenzial bei verschiedenen Erkrankungen hin, wobei die Wirksamkeit je nach Indikation und individuellen Faktoren variiert.

Die größte Stärke von Cannabis liegt meines Erachtens in seiner Vielseitigkeit und der Möglichkeit zur individualisierten Therapie. Die verschiedenen Cannabis-Sorten mit ihren unterschiedlichen Wirkstoffprofilen bieten Patienten die Chance, eine für sie passende Variante zu finden. Diese Flexibilität, gepaart mit dem vergleichsweise günstigen Sicherheitsprofil, macht Cannabis zu einer beachtenswerten Option in der modernen Medizin – trotz der noch bestehenden Forschungslücken.

Kapitel 5:

Zur Geschichte der Pflanze

Wer hat Cannabis zum ersten Mal als Droge verwendet?

Die Frage nach dem »ersten Kiffer« ist in etwa so wie die Suche nach dem Menschen, der zum ersten Mal ein Feuer entfachte. Wir werden mit großer Sicherheit nie eine definitive Antwort auf diese Frage finden, aber die archäologischen und historischen Spuren erzählen doch immerhin eine faszinierende Geschichte, die weit in die Vergangenheit zurückreicht.

Die ältesten Hinweise in Sachen Cannabis finden wir in Zentralasien – in der Region, die heute China, die Mongolei und Sibirien umfasst. Hier entwickelte sich Cannabis vermutlich ursprünglich als Wildpflanze, bevor Menschen begannen, sie zu kultivieren. Archäologische Funde aus China zeigen, dass bereits vor etwa 12 000 Jahren Hanffasern zur Herstellung von Textilien und Seilen verwendet wurden. Diese frühe Nutzung konzentrierte sich zunächst auf die praktischen Eigenschaften der Pflanze – ihre robusten Fasern und nahrhaft-proteinreichen Samen.

Doch wann entdeckten Menschen die psychoaktiven Eigenschaften von Cannabis? Hier wird die Geschichte komplexer. Ich denke, dass dies eher zufällig geschah, möglicherweise durch das Verbrennen der Pflanze bei rituellen Feuern oder durch das Experimentieren mit verschiedenen Pflanzenteilen als Nahrung oder Medizin. Eine der ältesten dokumentierten Verwendungen von Cannabis als psychoaktive Substanz stammt aus einem skythischen Grab in Sibirien, das auf ein Alter von etwa 2700 Jahren datiert wird. Hier fanden Archäologen nicht nur gut erhaltene Cannabis-Blüten, sondern auch spezielle Räuchergefäße, die offensichtlich für das Inhalieren von Cannabis-Dampf konzipiert waren. Die Skythen, ein nomadisches Volk, das zwischen dem 9. und 1. Jahrhundert vor Christus in den Steppen Eurasiens lebte, scheinen Cannabis sowohl für rituelle als auch für medizinische Zwecke verwendet zu haben.

Parallel dazu entwickelten sich in verschiedenen Teilen der Welt unabhängig voneinander unterschiedliche Traditionen der Nutzung. In Indien beispielsweise reicht die dokumentierte Verwendung von Cannabis als Rauschpflanze – dort *ganja* oder *charas* genannt – mindestens 4000 Jahre zurück. Die vedischen Texte, die heiligen Schriften des Hinduismus, erwähnen Cannabis als eine der fünf heiligen Pflanzen und beschreiben seine Verwendung in religiösen Ritualen und als Medizin.

Besonders interessant ist die Rolle von Cannabis in der ayurvedischen Medizin, dem traditionellen indischen Heilsystem. Hier wurde Cannabis nicht nur als Rauschmittel, sondern als vielseitige Heilpflanze verstanden, die bei verschiedenen Beschwerden von Schlaflosigkeit bis hin zu Schmerzen eingesetzt wurde. Diese medizinische Tradition zeigt, dass die frühen Nutzer von Cannabis bereits ein differenziertes Verständnis der verschiedenen Wirkungen der Pflanze hatten.

In Afrika südlich der Sahara gibt es ebenfalls uralte Traditionen der Cannabis-Nutzung, wobei hier oft diskutiert wird, ob Cannabis ursprünglich in Afrika heimisch war oder durch Handel aus Asien eingeführt wurde. Ethnobotanische Studien zeigen, dass viele afrikanische Kulturen Cannabis seit Jahrhunderten für spirituelle, medizinische und soziale Zwecke verwenden.

Was wir über diese frühen Nutzer wissen, ist, dass sie die Pflanze für verschiedene Zwecke verwendeten – von alltäglichen Produkten wie Textilien und Nahrung bis hin zu rituellen und möglicherweise bewusstseinsverändernden Kontexten. Wann genau Menschen die psychoaktiven Eigenschaften von Cannabis entdeckten und ob dies ein bewusster, zielgerichteter Prozess war, ist historisch wie gesagt unklar. Viele traditionelle Kulturen unterschieden nicht scharf zwischen »medizinischen« und »bewusstseinsverändernden« Wirkungen – Cannabis wurde oft als vielseitige Heilpflanze verstanden, deren verschiedene Anwendungen ein kontinuierliches Spektrum bildeten. Die Entwicklung mehrerer Konsummethoden, von der Verbrennung über komplexere Zubereitungen wie das indische *Bhang* bis hin zu den räuchergefäßähnlichen Vorrichtungen der Skythen, zeigt, dass Menschen experimentierten und verschiedene Wirkungen der Pflanze nutzten, auch wenn wir heute nicht genau rekonstruieren können, was ihre ursprünglichen Absichten waren. Die Nutzung von Cannabis fügte sich in das breitere Spektrum menschlicher Erfahrungen mit verschiedenen Pflanzen und Substanzen ein. Zusammen mit anderen bewusstseinsverändernden Substanzen wie Alkohol oder bestimmten Pilzen wurde Cannabis Teil der kulturellen und spirituellen Praktiken verschiedener Gesellschaften.

Die ersten Cannabis-Nutzer waren also verschiedene Kulturen, die über Jahrtausende hinweg unabhängig voneinander die vielfältigen Eigenschaften dieser bemerkenswerten Pflanze entdeckten und einzusetzen lernten. Ihre Erfahrungen und ihr Wissen bilden das Fundament für unser heutiges Verständnis für seine vielfältigen Anwendungsmöglichkeiten. Sie sind zudem dafür verantwortlich, dass es so viele verschiedene Cannabis-Sorten gibt.

Wie wurde die Pflanze kultiviert?

Die Kultivierung von Cannabis ist eine jahrtausendealte Kunstform, die sich parallel zur menschlichen Zivilisation entwickelt hat. Wenn wir heute die hoch entwickelten

Indoor-Anbaumethoden betrachten, vergessen wir oft, dass Cannabis ursprünglich eine robuste Wildpflanze war, die von frühen Landwirten durch jahrhundertelange Selektion und Züchtung zu der vielfältigen Pflanze wurde, die wir heute kennen.

Die erste dokumentierte Kultivierung von Cannabis begann wahrscheinlich vor etwa 12 000 Jahren in Zentralasien, in derselben Region und Zeitperiode, in der auch andere wichtige Nutzpflanzen wie Weizen und Gerste domestiziert wurden. Die dortigen frühen Landwirte erkannten schnell die Vorteile von gezüchtetem Cannabis gegenüber der Wildform: Die kultivierten Pflanzen produzierten längere und stärkere Fasern, größere Samen und – was später besonders wichtig wurde – höhere Konzentrationen der psychoaktiven Verbindungen.

Der traditionelle Anbau von Cannabis war anspruchslos, was einer der Gründe für die weite Verbreitung der Pflanze war. Cannabis ist grundsätzlich eine sehr anpassungsfähige Pflanze (Stichwort: *weed*), die in verschiedensten Klimazonen gedeihen kann, von den gemäßigten Breiten bis hin zu subtropischen Regionen. Schon die frühen Züchter entwickelten verschiedene Sorten, die an ihre spezifische Umgebung angepasst waren. Gar nicht so anders als heute – wo wir zum Beispiel im medizinischen Bereich unterschiedliche Sorten miteinander kreuzen, um noch bedarfsgenauer Beschwerden behandeln zu können oder Sorten zu erhalten, die auch im Gewächshausanbau bei höherer Luftfeuchtigkeit keinen Schimmel aufweisen.

Aber zurück zur Geschichte. In China beispielsweise konzentrierten sich die Züchter hauptsächlich auf Sorten mit hohem Fasergehalt für die Textilproduktion. Diese Pflanzen wurden hoch und schlank gezüchtet, mit langen, geraden Stängeln, die ideale Rohstoffe für Seile, Textilien und später auch für Papier lieferten. Interessant ist, dass chinesische Texte aus dem 6. Jahrhundert bereits zwischen männlichen und weiblichen Cannabis-Pflanzen unterschieden und empfahlen, die männlichen Pflanzen früh zu ernten, um die Faserqualität zu optimieren.

Nicht minder interessant ist, wie es ein wenig weiter westlich zuging: In Indien entwickelte sich nämlich eine ganz andere Züchtungstradition. Hier lag der Fokus auf der Maximierung der psychoaktiven Eigenschaften von Cannabis. Indische Züchter erkannten früh, dass die weiblichen Pflanzen, insbesondere wenn sie unbefruchtet blieben, die höchsten Konzentrationen an Cannabinoiden produzierten. Sie entwickelten raffinierte Techniken, um männliche Pflanzen zu identifizieren und zu entfernen, bevor sie die weiblichen Pflanzen bestäuben konnten – eine Praxis, die heute als *Sinsemilla* bekannt ist, was »ohne Samen« bedeutet, und in allen kommerziellen Cannabis-Plantagen so wie idealerweise auch beim heimischen Eigenanbau zum Tragen kommt.

Die traditionellen Anbaumethoden variierten je nach Region und Verwendungszweck erheblich. In den Bergregionen des Hindukusch entwickelten Züchter Techniken für den Anbau in großen Höhen, wo sie kompakte, harzreiche Pflanzen züchteten, die den widrigen Bedingungen standhalten konnten. Cannabis wurde dort oft in terrassenförmig angelegten Feldern angebaut, ähnlich wie Reis in anderen Teilen Asiens.

Aus meiner Sicht ist eine der bemerkenswertesten Entwicklungen in der Cannabis-Kultur die Entstehung regionaler Spezialitäten. Jede Region entwickelte ihre eigenen charakteristischen Sorten und Anbaumethoden. In Afghanistan, Pakistan und dem Himalaya-Raum entstanden die berühmten Indica-Sorten mit ihren kompakten, buschigen Wuchsformen und intensiven, entspannenden Wirkungen.

Bei diesen Sorten brechen darüber hinaus die Trichome leicht ab – ideal für die Produktion von Haschisch. In äquatorialen Regionen wie Thailand, Jamaika oder Kolumbien entwickelten sich die Sativa-Sorten mit ihren hohen, schlanken Wuchsformen und energetischeren Wirkungsprofilen. Sie haben luftige Blüten, wodurch sich nicht so leicht Schimmel bilden kann.

Die Trocknung und Verarbeitung war ein ebenso wichtiger Teil der Kultivierung wie der Anbau selbst. In verschiedenen Kulturen entwickelten sich hier unterschiedliche Methoden: In Marokko beispielsweise wurde Cannabis traditionell auf flachen Dächern in der Sonne getrocknet, während in feuchteren Klimazonen wie Nepal komplexere Trocknungsverfahren in gut belüfteten Innenräumen erdacht wurden.

Besonders interessant ist die Entwicklung der Haschisch-Produktion, bei der die Harzdrüsen – also die Trichome – von den Pflanzen getrennt und zu einem konzentrierten Produkt verarbeitet wurden. Diese Technik, die wahrscheinlich in Zentralasien entstanden ist, verbreitete sich entlang der Handelsrouten und führte zur Entwicklung verschiedener regionaler Haschisch-Stile, von dem handgeriebenen *Charas* aus Indien bis zum gesiebten Haschisch aus Marokko.

Die traditionelle Cannabis-Kultur war also nicht nur Landwirtschaft, sondern eine komplexe Kunst, die botanisches Wissen, Timing, handwerkliches Geschick und ein tiefes Verständnis der Pflanze kombinierte. Die jahrhundertealten Techniken bilden immer noch die Grundlage für moderne Anbaumethoden, auch wenn heute Hightech-Ausrüstung und wissenschaftliche Erkenntnisse die Möglichkeiten erheblich erweitert haben.

Wer hat Cannabis verboten – und warum?

Wenn wir uns einmal diese lange Tradition von Cannabis vor Augen führen, dann ist der Zeitabschnitt der Ächtung und des Verbots doch ein ziemlich kurzer. Interessant, oder? Das Verbot von Cannabis ist eine relativ neue Entwicklung in der Menschheitsgeschichte – und doch werden die meisten von Ihnen die Geschichte von Cannabis wahrscheinlich in eine Zeit *vor* der Legalisierung und eine *danach* unterteilt haben.

Die Geschichte des Cannabis-Verbots erzählt mehr über Politik, Rassismus und wirtschaftliche Interessen als über die tatsächlichen Eigenschaften der Pflanze selbst. Meiner Meinung nach ist das Cannabis-Verbot eines der besten Beispiele dafür, wie Gesetze oft mehr von gesellschaftlichen Vorurteilen als von wissenschaftlichen Erkenntnissen geprägt werden. Und dafür, dass derlei unwissenschaftliches, dogmatisches Agieren für Gesellschaften nachteilig ist.

Um das zu verstehen, müssen wir in die USA des frühen 20. Jahrhunderts zurückblicken. Bis etwa 1900 war Cannabis in den meisten Ländern der Welt völlig legal und wurde sowohl medizinisch als auch industriell verwendet. In amerikanischen Apotheken konnte man Cannabis-Tinkturen kaufen, die gegen alles Mögliche, von Kopfschmerzen bis zu Menstruationsbeschwerden, beworben wurden. Cannabis war sogar im offiziellen amerikanischen Arzneibuch, der US-Pharmakopöe, gelistet. Gleichzeitig war Hanf eine wichtige Industriepflanze für Textilien, Seile und Papier.

Der Wendepunkt kam mit dem Aufstieg einer Figur namens Harry Jacob Anslinger, der 1930 zum ersten Direktor des neu gegründeten Federal Bureau of Narcotics ernannt wurde. Anslinger war ein ehrgeiziger Bürokrat, der erkannte, dass er seine neue Behörde nur rechtfertigen und vor allem ausbauen konnte, wenn er eine große Bedrohung fand, gegen die er kämpfen konnte. Cannabis wurde zu seinem perfekten Feind.

Was Anslingers Kampagne besonders heimtückisch machte, war die Art, wie er Rassismus und Xenophobie als Waffen einsetzte. Er verwendete bewusst den mexikanischen Begriff »Marihuana« anstelle des bekannteren »Cannabis« oder *hemp*, um die Pflanze mit mexikanischen Einwanderern zu verknüpfen, die in den 1930er-Jahren aufgrund der Wirtschaftskrise oft als Sündenböcke behandelt wurden. Seine Propaganda behauptete, dass Marihuana weiße Frauen dazu bringe, Beziehungen mit schwarzen und mexikanischen Männern einzugehen – eine absichtlich rassistische Botschaft, die in der damaligen Zeit auf fruchtbaren Boden fiel.

Anslinger arbeitete eng mit William Randolph Hearst zusammen, einem der reichsten Menschen seiner Zeit und Besitzer des damals größten Zeitungsimperiums, welches er nutzte, um reißerische Geschichten über die angeblichen Gefahren von Marihuana zu verbreiten. Hearst hatte neben der Auflagenhöhe möglicherweise ein weiteres Motiv: Sein Gewinn basierte unter anderem darauf, dass auf Holzpapier gedruckt wurde, und Hanf stellte eine potenzielle Konkurrenz für seine Papierproduktion dar. So entstand aus wirtschaftlichen Interessen eine moralische Panik – gedruckt in dicken Boulevard-Lettern auf Holzpapier.

Ein weiterer wichtiger Akteur war die DuPont-Familie, deren Chemieunternehmen gerade synthetische Fasern wie Nylon entwickelt hatte. Hanf war ein direkter Konkurrent für diese neuen Produkte und viele Historiker vermuten, dass die DuPonts daher aktiv die Anti-Cannabis-Kampagne unterstützten. Diese Verbindung zwischen wirtschaftlichen Interessen und Prohibition ist ein Muster, das sich durch die gesamte Geschichte des Cannabis-Verbots zieht.

Der entscheidende Moment folgte dann im Jahr 1937 mit dem *Marihuana Tax Act*. Einem Gesetz, das Cannabis nicht direkt verbot, sondern eine so hohe Steuer darauf erhob, dass die meisten legitimen Verwendungen wirtschaftlich unmöglich wurden. Interessant ist, dass dieses Gesetz ohne ernsthafte wissenschaftliche Anhörungen oder Studien verabschiedet wurde. Die American Medical Association protestierte sogar gegen das Gesetz und argumentierte, dass Cannabis wichtige medizinische Anwendungen habe.

Die USA exportierten diese prohibitionistische Haltung zu Cannabis in die ganze Welt. Nach dem Zweiten Weltkrieg, als Amerika zur dominierenden Weltmacht wurde, nutzten die USA ihren Einfluss, um andere Länder zu drängen, ähnliche Gesetze zu verabschieden. Die *Single Convention on Narcotic Drugs* von 1961, ein UN-Vertrag, klassifizierte Cannabis als Droge ohne medizinischen Nutzen – eine Entscheidung, die hauptsächlich auf amerikanischem Druck beruhte, nicht auf wissenschaftlichen Erkenntnissen. Eine verrückte, globale Kettenreaktion, oder?

Ich finde, dass an dieser Geschichte besonders tragisch ist, wie wissenschaftliche Erkenntnisse bewusst ignoriert oder unterdrückt wurden. Bereits in den 1940er- und 1950er-Jahren zeigten Studien, dass Cannabis weitaus weniger schädlich war als behauptet. Der berühmte LaGuardia-Report von 1944, eine umfassende Studie über Cannabis in New York City, fand keine Beweise für die meisten Behauptungen über dessen Schädlichkeit. Er fand keinen Zusammenhang mit Gewalt, keine »geistige Degeneration« und keine »Unmoral« durch Konsum. Anslinger war darüber so verärgert, dass er versuchte, diese Studie zu diskreditieren und weitere Forschung zu verhindern.

Während der 1960er-Jahre wurde das Cannabis-Verbot zu einem Symbol für den *War on Drugs*, der unter Präsident

Nixon erheblich ausgeweitet wurde. Nixon gründete die Drug Enforcement Administration (DEA) und verschärfte die Strafen für Cannabis-Delikte dramatisch. Interessant ist, dass Nixons eigene Kommission – die Shafer-Kommission – 1972 empfahl, Cannabis zu entkriminalisieren: Der Konsum habe keine so schädliche Wirkung, dass man die strafrechtliche Verfolgung, immerhin ein gravierender Eingriff in die Privatsphäre der Bürger, rechtfertigen könnte. Nixon ignorierte diese Empfehlung vollständig.

Die Auswirkungen dieser Politik waren verheerend und ungerecht verteilt. Während wohlhabende, meist weiße Konsumenten oft mit milden Strafen davonkamen, wurden vor allem junge schwarze und hispanische Männer hart bestraft. Dies führte zu einer massiven Zunahme der Gefängnispopulation und verstärkte bereits bestehende Ungleichheiten im Justizsystem. Auch dies war durchaus gewollt, denn anders als in den meisten Ländern der Welt sind US-Gefängnisse profitorientierte privatwirtschaftliche Firmen. Damit diese Gewinn machen, muss auch jemand Strafen darin verbüßen.

Heute erkennen wir zunehmend, dass das Cannabis-Verbot ein historischer Fehler war, der auf Rassismus, wirtschaftlichen Interessen und politischem Opportunismus beruhte, nicht auf wissenschaftlichen Erkenntnissen über die tatsächlichen Risiken und Nutzen der Pflanze. Die allmähliche Legalisierung in vielen Teilen der Welt ist ein Versuch, diese historischen Ungerechtigkeiten zu korrigieren und eine rationalere, auf Evidenz und Menschenwürde basierende Politik zu entwickeln.

Warum wurde Kiffen irgendwann cool?

Die Transformation von Cannabis von einer verbotenen Substanz zu einem Symbol der Rebellion und schließlich zu einem »coolen« kulturellen Phänomen ist eine faszinierende Geschichte, die eng mit sozialen Bewegungen, Musik und dem Aufkommen der Jugendkultur verknüpft ist. Diese Entwicklung zeigt, wie eine Substanz ihre symbolische Bedeutung völlig ändern kann, wenn sie von neuen kulturellen Kräften aufgegriffen wird.

Der Grundstein für die Coolness von Cannabis wurde bereits in den 1920er- und 1930er-Jahren in den Jazzclubs von New Orleans, Chicago und New York gelegt. Hier entdeckten Musiker wie Louis Armstrong, Cab Calloway und später Charlie Parker, dass Cannabis ihre (Improvisations-) Kreativität zu fördern schien und ihnen half, in intensive musikalische Zustände einzutauchen. Armstrong schrieb, dass Cannabis ihm geholfen habe, seine Musik zu verstehen und zu verbessern.

Diese frühe Verbindung zwischen Cannabis und Musik war entscheidend, weil sie die Substanz mit Kreativität, Authentizität und künstlerischer Exzellenz verknüpfte. Jazz war nicht nur Musik – es war eine Kunstform, die Improvisation, Individualität und das Durchbrechen von Regeln feierte. Cannabis wurde zu einem Teil dieser rebellischen, kreativen Identität.

Ein literarischer Vorläufer für die Verbindung zwischen Rausch und Kreativität findet sich interessanterweise bereits bei Charles Baudelaire, dem französischen Dichter des 19. Jahrhunderts. Baudelaire experimentierte ausführlich mit Haschisch und schrieb über seine Erfahrungen in Werken wie *Die künstlichen Paradiese*. Er beschrieb, wie der Rausch die

Wahrnehmung schärfe und neue kreative Einsichten ermögliche – eine Idee, die später zentral für die Rechtfertigung des Cannabis-Konsums in künstlerischen Kreisen werden sollte. Baudelaire schrieb über den Rausch als einen Zustand gesteigerter Erregbarkeit und Kreativität, der neue Formen der Inspiration und des künstlerischen Ausdrucks ermögliche. Diese romantische Vorstellung vom Rausch als Quelle der Inspiration sollte später von vielen (coolen) Künstlern und Musikern aufgegriffen werden.

Es gibt sogar noch deutlich frühere Hinweise darauf, dass Künstler ihre Inspiration durch Cannabis verstärken wollten. So fand man 2001 mittels moderner analytischer Verfahren in William Shakespeares Garten in Stratford-upon-Avon Rückstände von Cannabis.

Die wirkliche kulturelle Explosion kam jedoch in den 1960er-Jahren, als Cannabis zu einem zentralen Symbol der Gegenkultur wurde. Die Hippie-Bewegung adoptierte Cannabis nicht nur als Droge, sondern als Statement gegen die Mainstream-Gesellschaft. In einer Zeit des Vietnamkriegs, der Rassensegregation und starrer sozialer Normen wurde Cannabis zu einem Symbol für Frieden, Liebe und Bewusstseinserweiterung.

Ich denke, dass die Rolle der Musik in diesem Prozess gar nicht überschätzt werden kann. Künstler wie Bob Dylan, The Beatles, Jimi Hendrix und The Grateful Dead machten Cannabis zu einem Teil ihrer öffentlichen Persona. Als Dylan 1965 die Beatles zum ersten Mal Cannabis probieren ließ, war das ein kultureller Wendepunkt. Plötzlich war Cannabis nicht mehr nur die Domäne von Jazz-Musikern und Bohemiens – es war im Mainstream der Popkultur angekommen.

Das Beatles-Album *Sgt. Pepper's Lonely Hearts Club Band* aus dem Jahr 1967 gilt als Meilenstein der psychedelischen Musik und Cannabis-Konsum wurde als wichtiger Einfluss auf den kreativen Prozess des Albums gesehen. Songs wie »Lucy in the Sky with Diamonds« wurden als Hymnen auf veränderte Bewusstseinszustände interpretiert, auch wenn die Band später abstritt, dass dieser spezielle Song direkt auf LSD anspielte.

Die 1970er-Jahre brachten eine weitere wichtige Entwicklung: die Entstehung der Reggae-Musik und die Popularisierung der Rastafari-Bewegung durch Bob Marley. Marley und andere Reggae-Künstler machten Cannabis zu einem zentralen Element ihrer spirituellen und kulturellen Identität. Für Rastafaris war Cannabis – oder *ganja* – ein Sakrament, das dabei half, eine tiefere Verbindung zum Göttlichen herzustellen. Diese religiöse Dimension gab dem Cannabis-Konsum eine spirituelle Legitimität, die über den reinen Hedonismus hinausging.

Die Entwicklung der Hip-Hop-Kultur in den 1980er- und 1990er-Jahren brachte eine neue Dimension in die Cannabis-Coolness. Rap-Künstler wie Cypress Hill, Dr. Dre, Snoop Dogg und später Wiz Khalifa machten Cannabis zu einem zentralen Thema ihrer Musik sowie ihrer öffentlichen Identität. Die Hip-Hop-Kultur feierte Cannabis als Symbol für Rebellion gegen das System, als Inspirationsquelle für Kreativität und als Marker für Authentizität. Besonders Snoop Dogg wurde zu einer Art Cannabis-Botschafter, der die Substanz mit einem entspannten, coolen Lifestyle verknüpfte. Seine öffentliche Persona – immer entspannt, kreativ und authentisch – wurde eng mit Cannabis assoziiert. Als Hip-Hop zur dominierenden Jugendkultur wurde, gelangte damit auch Cannabis in den Mainstream.

Die Medien spielten eine wichtige Rolle bei dieser Transformation. Amerikanische Filme wie *Cheech and Chong's Up in Smoke* (1978), *Fast Times at Ridgemont High* (1982) oder auch *The Big Lebowski* (1998) stellten Cannabis-Nutzer als lustige, harmlose Charaktere dar, nicht als gefährliche Kriminelle. Fernsehserien wie *Weeds* und später Dokumentationen wie *Super High Me* normalisierten Cannabis weiter und stellten es als Teil des amerikanischen Alltags dar.

Wichtiger Teil der Cannabis-Coolness war auch der Aspekt der Rebellion gegen Autoritäten. In einer Zeit, in der Cannabis illegal war, wurde sein Konsum zu einem Akt des zivilen Ungehorsams. Jugendliche und junge Erwachsene, die sich gegen ihre Eltern und das Establishment auflehnen wollten, fanden in Cannabis ein perfektes Symbol. Es war gefährlich genug, um rebellisch zu sein, aber harmlos genug, um nicht wirklich bedrohlich zu sein.

Die Ironie hinter dieser ganzen Geschichte ist natürlich, dass Cannabis nur cool wurde, weil es verboten war. Das Verbot schuf eine Untergrundkultur, die den Stoff mit Geheimnis, Rebellion und Authentizität umgab. Als Cannabis in verschiedenen Staaten legalisiert wurde, verlor es teilweise diese rebellische Anziehungskraft, gewann aber an gesellschaftlicher Akzeptanz.

Heute ist Cannabis-Coolness zu einem komplexen kulturellen Phänomen geworden, das von High-End-Cannabis-Marken, Celebrity-Endorsements und einer ganzen Lifestyle-Industrie geprägt wird. Es ist nicht mehr nur ein Symbol der Rebellion – es ist zu einem Teil der Mainstream-Kultur geworden, mit eigenen Magazinen und Festivals.

Aber warum blieb Cannabis noch so lange stigmatisiert?

Obwohl Cannabis in bestimmten Kreisen zu einem Symbol der Coolness geworden war, blieb es paradoxerweise gleichzeitig stark stigmatisiert – ein Widerspruch, der die komplexe und oft irrationale Natur gesellschaftlicher Einstellungen zu Drogen widerspiegelt. Diese anhaltende Ablehnung trotz kultureller Akzeptanz in Teilbereichen der Gesellschaft zeigt, wie tief verwurzelt und persistent moralische Panik und politische Narrative sein können.

Der Hauptgrund für die langjährige Stigmatisierung lag in der bewussten und systematischen Dämonisierung von Cannabis durch staatliche Stellen und konservative Medien. Nachdem Harry Anslinger und seine Nachfolger in den 1930er-Jahren Cannabis erfolgreich mit Kriminalität, Gewalt und gesellschaftlichem Verfall verknüpft hatten, wurde dieses Narrativ über Jahrzehnte hinweg immer wieder verstärkt und institutionalisiert.

Die »*Reefer-Madness*-Mentalität« – so genannt nach einem einflussreichen Anti-Cannabis-Film von 1936 – wurde zu einem festen Bestandteil der amerikanischen Drogenkultur. Dieser Film und ähnliche Propagandamaterialien stellten Cannabis als eine Substanz dar, die normale Menschen in wahnsinnige, gewalttätige Kriminelle verwandelt. Obwohl diese Darstellungen lächerlich übertrieben waren, prägten sie nachhaltig die öffentliche Wahrnehmung.

Ich denke, dass ein entscheidender Faktor für die anhaltende Stigmatisierung die Tatsache war, dass Cannabis-Coolness zunächst auf bestimmte Subkulturen beschränkt blieb. Während Jazz-Musiker, Hippies und später Hip-Hop-Künstler Cannabis feierten, blieb die Mainstream-Gesellschaft – insbesondere die weiße Mittelschicht – weitgehend ablehnend. Diese kulturelle Spaltung verstärkte sogar das Stigma, da Cannabis mit »den anderen« – den Rebellen, den Außenseitern, den gesellschaftlichen Randfiguren – assoziiert wurde.

Die Generationskonflikte der 1960er-Jahre verschärften diese Situation erheblich. Für viele Eltern der Weltkriegsgenerationen und der frühen Babyboomer wurde Cannabis zu einem Symbol für alles, was ihrer Meinung nach mit der Jugend schiefgelaufen war. Es repräsentierte nicht nur Drogenkonsum, sondern auch Kriegsprotest, sexuelle Revolution und die Ablehnung traditioneller Werte. Cannabis wurde zu einem Schlachtfeld im größeren Kulturkrieg zwischen den Generationen.

Gleichzeitig nutzte die Politik Cannabis als ein wirksames Instrument für *Law-and-Order*-Kampagnen. Präsident Nixon erklärte Drogen – insbesondere Cannabis – zum »Staatsfeind Nummer eins« und startete den *War on Drugs*. Diese Politik war nicht nur gegen Drogen – sie war ein Mittel, um gegen politische Gegner und unliebsame Bevölkerungsgruppen aktiv werden zu können. Ein ehemaliger Nixon-Berater gab später zu, dass die Drogenpolitik bewusst eingesetzt wurde, um gegen Kriegsgegner und die schwarze Bevölkerung vorzugehen.

Die Medien spielten eine entscheidende Rolle bei der Aufrechterhaltung der Stigmatisierung. Während alternative Medien und Jugendkultur Cannabis feierten, berichteten Mainstream-Medien weiterhin hauptsächlich über Cannabis im Kontext von Verhaftungen, Kriminalität und gesellschaftlichen Problemen. Positive Darstellungen waren selten, und wenn sie auftraten, wurden sie oft als verantwortungslos kritisiert.

Ein weiterer wichtiger Faktor war die dauerhafte Kriminalisierung. Solange Cannabis illegal blieb, konnten Befürworter der Stigmatisierung immer argumentieren: »Es ist illegal, also muss es schlecht sein.« Die Tatsache, dass Menschen für Cannabis-Besitz verhaftet, verurteilt und ins Gefängnis gesteckt wurden, verlieh dem Stigma eine institutionelle Legitimität. Jede Verhaftung schien zu beweisen, dass Cannabis wirklich ein gesellschaftliches Problem war.

Die Entwicklung härterer Drogen wie Crack-Kokain in den 1980er-Jahren verschärfte die Situation paradoxerweise für Cannabis. Die Reagan-Administration nutzte die echte Crack-Epidemie, um alle Drogen – einschließlich Cannabis – als gleichermaßen gefährlich darzustellen. Die »*Just-say-No*-Kampagne« von Nancy Reagan machte keinen Unterschied zwischen verschiedenen Substanzen und verstärkte die Botschaft, dass alle illegalen Drogen gleichermaßen schädlich und inakzeptabel seien.

Leider war auch die Art, wie Cannabis-Befürworter ihr Anliegen präsentierten, manchmal kontraproduktiv für die Entstigmatisierung. Die Hippie-Bewegung und spätere Gegenkultur-Bewegungen waren oft so radikal in ihrer Gesellschaftskritik, dass sie den Mainstream abschreckten. Cannabis wurde nicht nur als Droge, sondern als Symbol für eine komplette Ablehnung traditioneller Werte gesehen.

Religiöse Gruppen spielten ebenfalls eine wichtige Rolle bei der Aufrechterhaltung der Stigmatisierung. Für viele konservative Christen wurde Cannabis zu einem Symbol für moralischen Verfall und spirituelle Schwäche. Die Tatsache, dass Cannabis Bewusstsein verändert, wurde als Eingriff in Gottes Plan für das menschliche Bewusstsein interpretiert.

Die Stigmatisierung wurde zu alledem auch durch mangelnde wissenschaftliche Forschung verstärkt. Da Cannabis illegal war, war es sehr schwierig, unabhängige qualitativ hochwertige Forschung durchzuführen. Dies bedeutete, dass negative Behauptungen über Cannabis selten durch solide wissenschaftliche Erkenntnisse widerlegt werden konnten, während positive Aspekte unerforscht blieben.

Ein besonders perfides Element der anhaltenden Stigmatisierung war die Art, wie sie sich selbst verstärkte. Menschen, die Cannabis konsumierten, mussten dies im Geheimen tun, was Cannabis mit einer Kultur der Heimlichkeit und des

Versteckens verknüpfte. Dies verstärkte den Eindruck, dass Cannabis-Nutzer etwas zu verbergen hatten und dass ihr Verhalten grundsätzlich problematisch war.

Die sozioökonomischen Aspekte der Cannabis-Strafverfolgung verstärkten ebenfalls das Stigma. Da die entsprechenden Verhaftungen überproportional arme und marginalisierte Gruppen betrafen, wurde Cannabis in der öffentlichen Wahrnehmung mit Kriminalität und sozialen Problemen verknüpft. Wohlhabende Cannabis-Nutzer konnten sich oft bessere Anwälte leisten oder wurden seltener verfolgt, während ärmere Nutzer oft harte Strafen erhielten, was das Bild von Cannabis als »Problem der Unterschicht« verstärkte.

Die Pharmaindustrie (ohne verschwörungstheoretisch klingen zu wollen) hatte ebenfalls Interesse daran, Cannabis stigmatisiert zu halten. Als natürliche Substanz konnte es nicht patentiert werden und seine potentiellen medizinischen Anwendungen stellten eine Konkurrenz für viele profitable verschreibungspflichtige Medikamente dar. Obwohl sie nicht immer direkt gegen Cannabis lobbyierten, hatten pharmazeutische Unternehmen wenig Interesse daran, für dessen Entstigmatisierung zu kämpfen.

Paradoxerweise trug auch die zunehmende Potenz von Cannabis zu seiner anhaltenden Negativbewertung bei. Während traditionelle Sorten der 1960er-Jahre relativ niedrige THC-Konzentrationen hatten, führten Züchtungsfortschritte zu stärkeren Sorten. Kritiker nutzten dies als Argument, dass das Cannabis von heute nicht das Cannabis von gestern und daher viel gefährlicher sei. (Wir gehen später noch einmal genauer auf den Wahrheitsgehalt dieser Aussage ein.)

Die internationale Dimension spielte ebenfalls eine Rolle. Die amerikanische Drogenpolitik wurde in viele andere Länder exportiert, wo Cannabis möglicherweise nie die gleichen kulturellen Assoziationen hatte. Internationale Drogenabkommen und diplomatischer Druck sorgten aber dafür, dass die Stigmatisierung zu einem globalen Phänomen wurde.

Interessant ist auch, wie die Ablehnung von Cannabis durch andere gesellschaftliche Ängste verstärkt wurde. In den 1980er-Jahren wurde die Droge mit der aufkommenden *Crack-Baby*-Moral-Panik vermischt. In den 1990er-Jahren wurde es mit Sorgen über Jugendgewalt verknüpft. Immer wieder wurde Cannabis als Symptom oder Ursache größerer gesellschaftlicher Probleme dargestellt.

Die langlebige Stigmatisierung zeigt letztendlich, wie mächtig und persistent kulturelle Narrative sein können, selbst wenn sie nicht auf soliden Fakten basieren. Es brauchte Jahrzehnte der Aufklärungs- und Lobbyarbeit, kombiniert mit sich ändernden gesellschaftlichen Einstellungen und wachsender wissenschaftlicher Evidenz, um diese tief verwurzelten Vorurteile langsam zu überwinden.

Heute, da Cannabis in vielen Teilen der Welt legalisiert wird, können wir rückblickend sehen, wie irrational und schädlich diese lange Periode der Stigmatisierung war. Sie kostete Millionen von Menschen ihre Freiheit, verhinderte wichtige medizinische Forschung und verstärkte gesellschaftliche Ungleichheiten. Die Lehre daraus ist: Es ist enorm wichtig, dass Drogenpolitik auf wissenschaftlichen Erkenntnissen und nicht auf moralischer Panik und politischen Interessen basiert.

Natürlich bedeutet all das nicht, dass Cannabis völlig harmlos ist. Im nächsten Kapitel werfen wir deshalb einen genaueren Blick auf die Risiken und möglichen Gefahren, die mit dem Konsum der Pflanze verbunden sein können.

Kapitel 6:

Risiken und Nebenwirkungen

Wie gefährlich ist Cannabis im Vergleich zu anderen Drogen?

Wenn wir über die Gefahr von Cannabis sprechen wollen, müssen wir zunächst einmal darüber sprechen, was »gefährlich« in diesem Kontext überhaupt bedeutet. Reden wir über die Gefährlichkeit einer Droge, gibt es grundsätzlich zwei Dimensionen, die damit gemeint sein können.

Auf der einen Seite geht es um das individuelle Gesundheitsrisiko für den Konsumenten. Manche Substanzen können schon bei einmaliger Einnahme bleibende Schäden verursachen. Ein besonders krasses Beispiel ist die Designerdroge MPPP, ein synthetisches Heroin-Derivat, das sehr oft mit MPTP verunreinigt war, wodurch schon eine einzige Dosis ein schweres, irreversibles Parkinson-Syndrom auslösen konnte. Verständlicherweise hat sich diese Droge nie verbreitet.

Auf der anderen Seite betrachten wir die gesellschaftliche Gefahr einer Droge: Wie viel Schaden verursacht sie insgesamt, weil Menschen sie verwenden (und sie sich gegebenenfalls illegal beschaffen)? Hier geht es um potenzielle verlorene Lebensjahre und darum, wie viele Menschen eine Abhängigkeit entwickeln und dann mit dieser leben müssen. Man kann auch die Kosten berechnen, die das beispielsweise für unser Gesundheitssystem verursacht.

Wenn wir Cannabis im Hinblick auf diese beiden Gefährdungskategorien – also individuelle physische Schäden und gesellschaftliche Risiken – betrachten, liefert eine viel zitierte Studie des britischen Psychiaters David Nutt aufschlussreiche Erkenntnisse. In seiner 2010 veröffentlichten Analyse, die im Fachjournal *The Lancet* erschien, bewertete Nutt mit einem Expertengremium insgesamt 20 psychoaktive Substanzen anhand verschiedener Kriterien, darunter körperliche Schädlichkeit, Abhängigkeitspotenzial und gesellschaftliche Folgekosten. Cannabis belegte dabei hinsichtlich der individuellen körperlichen Schädlichkeit Platz acht – deutlich hinter legalen Substanzen wie Alkohol und Nikotin. Das heißt, es gibt zahlreiche Substanzen, die trotz höherer Gesundheitsrisiken legal verfügbar sind, während Cannabis kriminalisiert wird – ein Befund, der grundlegende Fragen an die Verhältnismäßigkeit drogenpolitischer Entscheidungen aufwirft. Die größten gesundheitlichen Gefahren bei Cannabis birgt tatsächlich nicht das Cannabis selbst, sondern das Rauchen vermischt mit Tabak – aufgrund der dabei entstehenden Verbrennungsprodukte und des dann enthaltenen Nikotins (siehe dafür auch das Kapitel »Muss ich Cannabis unbedingt kiffen, um eine Wirkung zu erzielen?«).

Ich möchte hier keine falschen Vergleiche ziehen und nicht sagen, dass Cannabis automatisch ungefährlich ist, nur weil schädlichere Substanzen legal sind. Dies wäre natürlich nicht die richtige Schlussfolgerung. Aber das Ziel muss eine rationale Drogenpolitik sein, in der diejenigen Substanzen verboten sind, die wirklich gefährlich sind, und wir im Rahmen des demokratischen Prozesses darüber entscheiden, was mit verschiedenen Substanzen je nach Gefährdungspotenzial passiert.

Betrachten wir nun die gesellschaftliche Dimension: Der größte Schaden entsteht wahrscheinlich durch Nikotin, gefolgt von Alkohol. Die Zahlen sprechen eine deutliche Sprache: Etwa 200 000 Menschen sterben jährlich in Deutschland an den Folgen des Nikotinkonsums. Tabak ist wohl die einzige legale Droge, die, wenn sie konsequent konsumiert wird, mit mehr als 50-prozentiger Wahrscheinlichkeit kausal zum Tod führt. Und es gibt unzählige alkoholbedingte Todesfälle im Straßenverkehr, während tödliche Verkehrsunfälle allein durch Cannabis extrem selten sind.

Gesundheitliche Schäden durch Cannabis sind durchaus bekannt, aber sie sind anders gelagert als bei vielen anderen Substanzen. Cannabis ist weder organschädigend noch verursacht es eine schwerwiegende körperliche Abhängigkeit. Es kann allerdings eine psychische Abhängigkeit hervorrufen und je nach Konsumverhalten – insbesondere wenn es zu früh im Jugendalter konsumiert wird – Entwicklungsstörungen verursachen. Auch das Cannabis-Hyperemesis-Syndrom (CHS) ist bei übermäßigem Konsum eine reale, wenngleich geringe Gefahr (siehe dazu das Kapitel »Stimmt es, dass mir von Cannabis monatelang übel werden kann?«).

Cannabis erhöht insgesamt das Risiko einer Psychose, besonders bei jungen und genetisch vorbelasteten Menschen. Ob jedoch der Cannabis-Konsum zu einer Erkrankung beigetragen hat oder eine Person aufgrund ihrer Disposition ohnehin erkrankt wäre, lässt sich im Einzelfall schwer beweisen. Die wissenschaftliche Evidenz spricht dafür, dass beides vorkommt. Cannabis ist damit sowohl ein Trigger in vulnerablen Gruppen als auch (in geringerem Maße) ein primärer Ursachefaktor, der neue Psychosefälle erzeugen kann, die sonst nicht eingetreten wären. Generell wissen wir, dass das Risiko stark vom Alter des Erstkonsums abhängt. Je früher jemand anfängt, Cannabis zu konsumieren, desto höher ist das Risiko für negative Auswirkungen auf die Gehirnentwicklung.

Alles in allem kann man sagen: Cannabis ist sicherlich keine ungefährliche Substanz, aber es ist auch keine gefährlichere Substanz als viele andere, die wir gesellschaftlich tolerieren und als legal betrachten. Meiner Meinung nach gibt es aus rein gesundheitlicher Sicht keinen rationalen Grund, Cannabis grundsätzlich anders zu behandeln und zu verbieten, wenn man gleichzeitig Alkohol und Nikotin erlaubt.

Für wen ist es vor allem gefährlich?

Klar ist: Nicht alle Menschen haben das gleiche Risiko, wenn es um Cannabis geht. Es gibt bestimmte Gruppen, die besonders aufpassen sollten oder für die Cannabis sogar ganz tabu sein sollte.

Die zentrale Risikogruppe sind Jugendliche und junge Erwachsene. Das menschliche Gehirn entwickelt sich bis etwa zum 25. Lebensjahr weiter und in dieser Zeit ist es besonders empfindlich gegenüber psychoaktiven Substanzen. Je früher jemand mit dem Cannabis-Konsum beginnt, desto höher ist das Risiko für bleibende Veränderungen. Studien zeigen, dass Menschen, die vor dem 16. Lebensjahr regelmäßig Cannabis konsumieren, ein deutlich erhöhtes Risiko für Konzentrationsprobleme, Gedächtnisstörungen und schulische Probleme haben.

Besonders problematisch wird es, wenn Jugendliche täglich oder fast täglich Cannabis konsumieren. Hier kann es zu einer Beeinträchtigung der kognitiven Entwicklung kommen, die sich auf Lernen, Gedächtnis und Aufmerksamkeit auswirkt. Ich denke, dass Eltern und Lehrer hier eine wichtige Rolle spielen, indem sie auf Warnsignale achten – wie nachlassende schulische Leistungen, sozialer Rückzug oder Veränderungen im Verhalten.

Eine weitere wichtige Risikogruppe sind Menschen mit einer genetischen Veranlagung für psychische Erkrankungen, insbesondere für Psychosen oder Schizophrenie. Wenn in der Familie bereits Fälle von Schizophrenie, bipolaren Störungen oder anderen psychotischen Erkrankungen aufgetreten sind, sollte man extrem vorsichtig sein. Cannabis kann bei diesen Menschen als Auslöser fungieren und eine psychotische Episode hervorrufen, die sonst möglicherweise nie aufgetreten wäre.

Interessant ist auch, dass Menschen mit bestimmten Genvarianten ein höheres Risiko haben. Es gibt genetische Marker, die das Risiko für cannabisinduzierte Psychosen erhöhen können. Allerdings sind solche Tests noch nicht weit verbreitet und für den Alltag meist nicht praktikabel.

Menschen mit bereits bestehenden psychischen Erkrankungen bilden eine weitere Risikogruppe. Wer an Depressionen, Angststörungen oder anderen psychischen Problemen leidet, kann durch Cannabis eine Verschlechterung seiner Symptome erleben. Zwar berichten manche Menschen zunächst von einer Besserung ihrer Ängste oder Depressionen, aber langfristig kann Cannabis diese Probleme oft verstärken.

Vielleicht ist auch noch interessant, dass Menschen mit Atemwegserkrankungen wie Asthma oder chronischer Bronchitis besonders gefährdet sind, wenn sie Cannabis *rauchen*. Der Rauch – egal ob von Cannabis oder Tabak – kann die Atemwege zusätzlich reizen und bestehende Probleme verschlimmern.

Menschen mit Herz-Kreislauf-Erkrankungen sollten ebenfalls vorsichtig sein. Cannabis kann den Herzschlag beschleunigen und den Blutdruck beeinflussen. Bei Menschen mit bereits bestehenden Herzproblemen kann das problematisch werden.

Schließlich sind auch Menschen mit einer Suchtvergangenheit besonders gefährdet. Wer bereits einmal Probleme mit Alkohol, anderen Drogen oder Verhaltenssüchten hatte, hat ein höheres Risiko, auch bei Cannabis eine problematische Konsumgewohnheit zu entwickeln.

Wichtig ist vor allem zu verstehen, dass sich die Risikofaktoren auch addieren können. Ein Jugendlicher mit einer familiären Veranlagung für psychische Erkrankungen, der früh mit dem Cannabis-Konsum beginnt, hat also ein deutlich höheres Risiko als jemand, bei dem nur einer dieser Faktoren zutrifft.

Kann man süchtig werden?

Das ist eine der wichtigsten Fragen überhaupt, und die Antwort ist: Ja, man kann von Cannabis abhängig werden – aber es ist komplizierter, als viele denken. Zunächst müssen wir zwischen körperlicher und psychischer Abhängigkeit unterscheiden. Eine körperliche Abhängigkeit bedeutet, dass der Körper sich so an eine Substanz gewöhnt hat, dass er ohne sie nicht mehr richtig funktioniert. Wenn man aufhört, entstehen körperliche Entzugssymptome. Cannabis verursacht keine schwerwiegende körperliche Abhängigkeit wie etwa Alkohol oder Heroin. Man bekommt keinen lebensbedrohlichen Entzug, wenn man aufhört.

Trotzdem gibt es durchaus körperliche Entzugssymptome bei Cannabis, die aber meist mild sind. Dazu gehören Schlafprobleme, Appetitlosigkeit, Reizbarkeit, innere Unruhe und manchmal auch Schwitzen oder leichte Übelkeit. Diese Symptome klingen normalerweise nach wenigen Tagen bis zwei Wochen ab.

Viel wichtiger ist die psychische Abhängigkeit und hier kann Cannabis durchaus problematisch werden. Psychische Abhängigkeit bedeutet, dass man das Gefühl hat, die Substanz zu brauchen, um zu funktionieren oder sich wohlzufühlen. Man entwickelt starke Gedanken an Cannabis, vernachlässigt andere Aktivitäten und konsumiert weiter, obwohl negative Folgen auftreten.

Die Wahrscheinlichkeit, von Cannabis abhängig zu werden, liegt bei etwa 9 Prozent aller Menschen, die es jemals probieren. Das klingt erst einmal nicht so hoch, aber zum Vergleich: Bei Alkohol liegt diese Rate bei etwa 15 Prozent, bei Nikotin bei etwa 32 Prozent und bei Kokain bei etwa 17 Prozent. Cannabis ist also durchaus suchtauslösend, aber weniger als viele andere Substanzen.

Allerdings steigt das Risiko drastisch, wenn man früh anfängt. Bei Menschen, die im Jugendalter beginnen, liegt die Abhängigkeitsrate bei etwa 17 Prozent. Ich denke, dass viele Menschen die Gefahr unterschätzen, weil Cannabis oft als »weiche Droge« bezeichnet wird. Aber eine psychische Abhängigkeit kann ähnlich belastend sein wie eine körperliche. Menschen berichten, dass sie ohne Cannabis nicht einschlafen können, nicht entspannen können oder dass ihnen alltägliche Aktivitäten keinen Spaß mehr machen.

Ein typisches Muster ist, dass Menschen zunächst gelegentlich am Wochenende konsumieren, dann auch unter der Woche, dann täglich am Abend und schließlich auch tagsüber. Oft wird Cannabis dann zu einer Art Krücke für verschiedene Situationen: zum Entspannen nach der Arbeit, zum Einschlafen, bei Stress oder in sozialen Situationen.

Warnsignale für eine problematische Cannabis-Nutzung sind unter anderem: Man denkt häufig an Cannabis, auch wenn man gerade nicht konsumiert. Man vernachlässigt Hobbys, Freunde oder Verpflichtungen wegen des Cannabis-Konsums. Man konsumiert in Situationen, in denen es unangemessen oder gefährlich ist – etwa vor der Arbeit oder beim Autofahren. Man hat erfolglose Versuche unternommen, den Konsum zu reduzieren oder zu beenden. Man konsumiert weiter, obwohl negative Folgen wie Probleme in der Beziehung, bei der Arbeit oder in der Schule aufgetreten sind.

Ein wichtiger Punkt ist auch die Toleranzentwicklung. Menschen, die regelmäßig Cannabis konsumieren, brauchen mit der Zeit immer größere Mengen, um die gleiche Wirkung zu erzielen. Das ist ein deutliches Warnsignal und ein Mechanismus, der zur Abhängigkeit beiträgt.

Besonders problematisch kann es werden, wenn Cannabis als Selbstmedikation verwendet wird – etwa gegen Ängste, Depressionen oder Schlafprobleme. Zwar können diese

Symptome kurzfristig gelindert werden, aber langfristig können sie sich dadurch verschlimmern, was zu einem Teufelskreis führt.

Die gute Nachricht ist: Eine Cannabis-Abhängigkeit ist behandelbar und viele Menschen schaffen es, ihren Konsum erfolgreich zu beenden oder zu reduzieren.

Woran erkenne ich einen problematischen Konsum – bei mir und anderen?

Diese Frage ist besonders wichtig, weil problematischer Konsum oft schleichend entsteht und man ihn anfangs leicht übersehen oder verdrängen kann. Es ist nämlich schwer zu erkennen, wo genau der Übergang vom gelegentlichen Konsum zur Sucht liegt.

Beginnen wir mit den klassischen Definitionen von Sucht oder Abhängigkeit. Ein wesentliches Merkmal ist die Gewöhnung: Der Körper und die Psyche gewöhnen sich an die Substanz und man braucht mit der Zeit immer größere Mengen, um die gleiche Wirkung zu erzielen. Diese Dosissteigerung ist ein deutliches Warnsignal. Wenn jemand früher mit einem Joint für den ganzen Abend ausgekommen ist und jetzt zwei oder drei braucht, um sich entspannt zu fühlen, dann ist das bereits ein Anzeichen für eine problematische Entwicklung.

Aber es gibt noch andere wichtige Kriterien. Problematisch wird es vor allem dann, wenn die Gedanken ständig um Cannabis kreisen. Wenn Sie sich dabei ertappen, wie Sie schon am Morgen daran denken, wann Sie wieder kiffen können, oder wenn Sie Termine und Aktivitäten danach planen, wann Sie Cannabis konsumieren können – dann sollten Sie aufmerksam werden.

Ein weiteres deutliches Warnsignal ist, wenn es Ihnen schlecht geht, sobald Sie nicht mehr konsumieren. Ich meine damit nicht nur die körperlichen Entzugssymptome, sondern vor allem das Gefühl, ohne Cannabis nicht klarzukommen. Viele Menschen nehmen Cannabis ja primär, um mit Sorgen umzugehen – so wie die meisten Drogen konsumiert werden. Es geht oft gar nicht darum, eine »geile Zeit« zu haben, sondern eher darum, runterzukommen, entspannen zu können, schlafen zu können oder mit Stress klarzukommen.

Wenn Sie anfangen zu denken, dass Sie bestimmte Situationen nicht ohne Cannabis bewältigen können, sei es Einschlafen, Entspannen nach der Arbeit oder sogar soziale Situationen, dann wird es problematisch. Cannabis wird dann zur Krücke für das normale Leben und das ist ein deutliches Anzeichen für eine Abhängigkeit.

Vielleicht ist auch noch interessant, dass die Angst, die Substanz nicht zu haben, ein wichtiges Warnsignal ist. Wenn Sie in Panik geraten, weil Ihr Vorrat zur Neige geht, oder wenn Sie sich Sorgen machen, wie Sie durch das Wochenende kommen, ohne zu kiffen, dann ist das ein deutliches Zeichen dafür, dass Cannabis einen zu großen Stellenwert in Ihrem Leben eingenommen hat.

Ein weiteres Anzeichen für problematischen Konsum ist die Vernachlässigung anderer Lebensbereiche. Wenn Sie Hobbys aufgeben, weniger Zeit mit Freunden verbringen, die nicht kiffen, oder wenn berufliche oder schulische Leistungen nachlassen, weil Cannabis wichtiger geworden ist – dann ist das problematisch. Besonders kritisch wird es, wenn Sie Cannabis auch in Situationen konsumieren, in denen es nachteilig oder gefährlich ist. Etwa morgens vor der Arbeit, in der Schule oder beim Autofahren.

Ein weiteres wichtiges Kriterium ist der Kontrollverlust. Haben Sie schon mal versucht, weniger zu kiffen oder ganz aufzuhören, und es hat nicht funktioniert? Haben Sie sich Regeln gesetzt wie: »nur am Wochenende« oder »nur abends nach der Arbeit« und diese Regeln dann doch gebrochen? Das sind deutliche Anzeichen dafür, dass Sie die Kontrolle über Ihren Konsum verloren haben.

Bei anderen Menschen zu erkennen, ob der Konsum problematisch ist, kann noch schwieriger sein. Achten Sie auf Veränderungen im Verhalten: Wird die Person unzuverlässig, sagt häufiger Termine ab oder wirkt sie oft abwesend oder unkonzentriert? Hat sie neue Prioritäten entwickelt, bei denen Cannabis eine zentrale Rolle spielt? Redet sie häufig über Cannabis oder wird sie unruhig oder gereizt, wenn sie längere Zeit nicht konsumieren kann?

Soziale Isolation ist ein weiteres wichtiges Anzeichen. Wenn jemand hauptsächlich mit Menschen Zeit verbringt, die ebenfalls kiffen, oder wenn er sich aus sozialen Aktivitäten zurückzieht, die nicht mit Cannabis verbunden sind, kann das ein Warnsignal sein.

Ich denke, dass es auch wichtig ist, auf die Motivation für den Konsum zu achten. Gelegentlicher Konsum in geselligen Runden ist etwas anderes als täglicher Konsum, um mit Problemen fertigzuwerden. Wenn Cannabis zur Selbstmedikation gegen Ängste, Depressionen, Schlafprobleme oder Stress wird, ist das oft der Beginn einer problematischen Entwicklung.

Finanzielle Probleme können ebenfalls ein Hinweis sein. Wenn jemandem regelmäßig das Geld ausgeht, weil er es für Cannabis ausgibt, oder wenn er anfängt, sich Geld zu leihen oder sogar zu stehlen, um Cannabis zu kaufen, dann ist definitiv eine Grenze überschritten.

Viele Menschen mit problematischem Konsum verharmlosen ihr Verhalten oder finden Ausreden. Sätze wie »Ich könnte jederzeit aufhören, wenn ich wollte« oder »Es ist ja nur Cannabis, nicht wie harte Drogen« können Anzeichen für Verdrängung sein. Meiner Meinung nach ist es entscheidend, ehrlich zu sich selbst und auch bereit zu sein, sich Hilfe zu holen, wenn man merkt, dass der Konsum problematisch geworden ist. Je früher man ein Problem erkennt, desto einfacher ist es meist, etwas daran zu ändern.

Falls Sie bei sich selbst oder bei anderen Menschen mehrere dieser Anzeichen bemerken, ist es ratsam, professionelle Hilfe in Anspruch zu nehmen. Suchtberatungsstellen sind oft der erste Anlaufpunkt und bieten meist kostenlose und anonyme Beratung an.

Wie komme ich wieder los von Cannabis?

Wenn Sie merken, dass Ihr Cannabis-Konsum problematisch geworden ist, ist der erste Schritt bereits getan: Sie haben das Problem erkannt. Das ist oft der schwierigste Teil und Sie sollten sich dafür anerkennen, dass Sie bereit sind, etwas zu ändern.

Es gibt verschiedene Wege, um von Cannabis loszukommen, und nicht jeder Weg funktioniert für jeden Menschen gleich gut. Manche schaffen es von heute auf morgen aufzuhören, andere brauchen professionelle Hilfe oder reduzieren schrittweise.

Der »kalte Entzug«, also das sofortige komplette Aufhören, ist bei Cannabis durchaus möglich und für viele Menschen der effektivste Weg. Im Gegensatz zu Alkohol oder anderen Substanzen ist ein Cannabis-Entzug nicht lebensbedrohlich. Sie müssen sich auf einige unangenehme Tage einstellen, aber diese Phase geht vorbei.

Typische Entzugssymptome sind Schlaflosigkeit, Appetitlosigkeit, Reizbarkeit, innere Unruhe, Schwitzen und manchmal auch depressive Verstimmungen oder Ängste. Diese Symptome sind meist am stärksten in den ersten drei bis sieben Tagen und klingen dann allmählich ab. Nach zwei bis vier Wochen sollten die meisten körperlichen Symptome verschwunden sein.

Wichtig zu wissen ist auch, dass der psychische Entzug oft länger dauert als der körperliche. Viele Menschen berichten, dass sie wochenlang Gedanken an Cannabis haben oder sich langweilen, weil gewohnte Aktivitäten ohne Cannabis keinen Spaß mehr machen. Das ist normal und wird mit der Zeit besser.

Aber wo fängt man eigentlich an? Zunächst einmal: Entfernen Sie alle Cannabis-Utensilien aus Ihrer Umgebung. Werfen Sie alle Vorräte weg, auch wenn es schwerfällt. Bewahren Sie nichts »für später« auf. Meiden Sie zunächst Orte und Situationen, in denen Sie normalerweise konsumiert haben. Das können bestimmte Freunde sein, bestimmte Räume in Ihrer Wohnung oder bestimmte Aktivitäten.

Entwickeln Sie neue Routinen. Wenn Sie beispielsweise immer nach der Arbeit Cannabis konsumiert haben, planen Sie bewusst eine andere Aktivität für diese Zeit. Sport ist besonders hilfreich, weil er Endorphine freisetzt und beim Abbau von Stress hilft. Auch Entspannungstechniken wie Meditation, Yoga oder progressive Muskelentspannung können hilfreich sein.

Informieren Sie vertrauensvolle Menschen in Ihrem Umfeld über Ihren Entschluss. Das können Familie, enge Freunde oder Partner sein. Soziale Unterstützung ist ein wichtiger Erfolgsfaktor. Wenn Ihr gesamter Freundeskreis Cannabis konsumiert, kann es nötig sein, sich zumindest vorübergehend neue soziale Kontakte zu suchen.

Achten Sie besonders auf Ihren Schlaf und Ihre Ernährung. In den ersten Wochen kann beides durcheinandergeraten.

Versuchen Sie, regelmäßige Schlafzeiten einzuhalten, auch wenn das Einschlafen schwerfällt. Vermeiden Sie Koffein schon ab dem Mittag und schaffen Sie eine entspannende Abendroutine.

Falls Sie das Aufhören allein nicht schaffen, ist professionelle Hilfe verfügbar und nichts, wofür Sie sich schämen müssten. Suchtberatungsstellen bieten oft kostenlose Beratung an und es gibt spezialisierte Therapieprogramme für Cannabis-Abhängigkeit. Auch die Hausarztpraxis kann eine erste Anlaufstelle sein und Sie an entsprechende Fachkräfte weiterleiten.

Kognitive Verhaltenstherapie hat sich als besonders wirksam erwiesen. Dabei lernen Sie, problematische Denkmuster zu erkennen und zu verändern sowie neue Bewältigungsstrategien zu entwickeln. Auch Gruppentherapien können hilfreich sein, weil Sie dort andere Menschen treffen, die ähnliche Erfahrungen gemacht haben.

Ich denke, dass es wichtig ist, realistische Erwartungen zu haben. Ein Rückfall bedeutet nicht, dass Sie versagt haben oder dass es keinen Sinn hat, sich weiter um ein Leben ohne die Abhängigkeit zu bemühen. Viele Menschen brauchen mehrere Anläufe, bis sie dauerhaft aufhören können. Jeder Versuch bringt Sie weiter und Sie lernen dabei mehr über sich selbst.

Manchmal kann es auch sinnvoll sein, zunächst den Konsum zu reduzieren, anstatt sofort ganz aufzuhören. Das funktioniert aber nicht für jeden, manche Menschen finden es einfacher, komplett aufzuhören, als ständig über die »richtige Menge« nachzudenken.

Woran erkenne ich, dass mein Kind kifft?

Das Wichtigste vorweg: Dem eigenen Kind hinterherzuspionieren ist heikel und kann das gegenseitige Vertrauen dauerhaft beschädigen. Wenn konkrete Anzeichen oder begründete Zweifel bestehen, ist es sinnvoller, das offene Gespräch zu suchen, statt sich in stillem Misstrauen zu verlieren oder bloße Vermutungen anzustellen.

Aber woran können Sie überhaupt erkennen, ob Ihr Kind möglicherweise Cannabis konsumiert? Es gibt verschiedene Anzeichen, wobei wichtig ist zu verstehen, dass keines davon allein ein Beweis ist. Viele dieser Signale können auch andere Ursachen haben: von normalen pubertären Veränderungen bis hin zu anderen Problemen.

Der eindeutigste Hinweis ist der charakteristische Geruch. Cannabis hat einen sehr spezifischen, süßlich-erdigen Geruch, den man nicht so leicht mit etwas anderem verwechselt, wenn man ihn einmal gerochen hat. Dieser Geruch kann an der Kleidung haften, in den Haaren oder im Zimmer des Kindes wahrnehmbar sein. Beim Sport oder wenn das Kind schwitzt, kann dieser Geruch stärker werden, weil er über die Poren ausgeschieden wird. Das ist allerdings nur der Fall, wenn regelmäßig und viel konsumiert wird – dann ist es aber ein deutliches Warnsignal.

Ein weiteres deutliches Anzeichen sind Utensilien, die sogenannten Paraphernalia. Dazu gehören Bongs, Pfeifen, selbst gebaute Rauchgeräte aus Plastikflaschen, kleine Plastikbeutel mit Rückständen, Zigarettenpapiere (besonders wenn Ihr Kind nicht raucht), Feuerzeuge (wenn es sonst keine Verwendung dafür gibt) oder auch Shishas, die plötzlich im Zimmer auftauchen. Manchmal findet man auch kleine Waagen, *grinder* (kleine Geräte zum Zerkleinern) oder Augentropfen, die gegen rote Augen verwendet werden.

Veränderungen im Verhalten können ebenfalls Hinweise geben, sind aber schwieriger zu deuten. Manche Kinder werden nach Cannabis-Konsum entspannter und weniger konfliktbereit – sie ziehen nicht mehr so schnell »in den Krieg«, wie ich es nennen würde. Das kann zunächst sogar positiv erscheinen, besonders wenn das Kind vorher oft aggressiv oder reizbar war. Aber diese ungewöhnliche Gelassenheit, besonders wenn sie plötzlich auftritt, kann durchaus ein Warnsignal sein.

Andere Verhaltensänderungen können sein: Das Kind wird geheimnisvoller, verschließt häufiger die Zimmertür, telefoniert leiser oder bricht Gespräche ab, wenn Sie dazukommen. Es entwickelt neue Freundschaften, während alte plötzlich abbrechen. Manchmal ändert sich auch der Musikgeschmack oder die Kleidung, wobei das natürlich auch normale Entwicklungen in der Pubertät sein können. Schulische Leistungen können nachlassen, aber das ist ein sehr unspezifisches Anzeichen. Trotzdem sollten Sie aufmerksam werden, wenn gute Noten plötzlich schlechter werden, das Kind häufiger zu spät kommt oder schwänzt oder Lehrer sich über Konzentrationsprobleme beschweren.

Die Essgewohnheiten ändern sich möglicherweise ebenfalls, da Cannabis Heißhunger verursachen kann, besonders auf süße oder fettige Snacks. Wenn Ihr Kind plötzlich große Mengen an Süßigkeiten oder Chips »wegputzt« oder morgens die gesamten Nutellavorräte vernichtet, mag das ein verstärkendes Indiz sein. Selbst wenn kein Cannabis dahinterstecken sollte, ist es natürlich sinnvoll, ein solches Essverhalten im Auge zu behalten.

Körperliche Anzeichen sind oft schwer zu erkennen, aber rote, glasige Augen können ein Hinweis sein, besonders wenn sie häufiger auftreten. Manche Jugendliche verwenden Augentropfen, um das zu verbergen. Auch eine veränderte Stimme – heiser oder kratzig – kann auftreten, wenn viel geraucht wird.

Wichtig ist zu verstehen, dass Cannabis die Persönlichkeit nicht von heute auf morgen verändert. Die Veränderungen entwickeln sich meist schleichend über Wochen oder Monate. Und viele der genannten Anzeichen können auch andere Ursachen haben, von Stress in der Schule über erste Liebesprobleme bis hin zu anderen Substanzen wie Alkohol.

Meine Empfehlung ist: Wenn Sie mehrere dieser Anzeichen bei Ihrem Kind bemerken, suchen Sie das ruhige, offene Gespräch. Kommen Sie nicht gleich mit Vorwürfen oder Strafen, sondern zeigen Sie, dass Sie sich Sorgen machen und verstehen wollen, was los ist. Oft ist es hilfreicher zu fragen: »Mir ist aufgefallen, dass du dich verändert hast. Geht es dir gut?«, anstatt direkt zu fragen: »Kiffst du?« Ein solches Gespräch sollte auch zum Ziel haben zu verstehen, warum ein Kind zu Cannabis greift. Nicht selten stehen andere, tiefgreifendere Probleme dahinter, beispielsweise belastende Situationen in Schule oder Familie oder auch undiagnostiziertes ADHS.

Denken Sie auch daran, dass ein einmaliges Probieren noch keine Abhängigkeit und kein dauerhaftes Problem bedeutet. Viele Jugendliche experimentieren und hören von selbst wieder auf. Wichtig ist, dass Sie als Eltern verfügbar und gesprächsbereit bleiben, auch wenn das Thema unangenehm ist.

Stimmt es, dass Cannabis heute stärker ist als früher?

Zu dieser Frage gibt es viele Behauptungen und ich möchte hier etwas Klarheit schaffen. Es gibt tatsächlich ein interessantes Muster in der medialen Berichterstattung: Ungefähr alle 20 Jahre erscheinen Schlagzeilen, dass das aktuelle Cannabis doppelt so stark sei wie das vor 20 Jahren. In den 1980er-Jahren hieß es, es sei doppelt so stark wie in den 1960ern, um 2000 herum war angeblich alles doppelt so stark wie 1980 und 2020 wiederum doppelt so stark wie 2000. Rein rechnerisch würde das eine Verachtfachung der Wirkstärke bedeuten – und das stimmt so einfach nicht.

Meiner Meinung nach muss man dieses Thema differenzierter betrachten. Zunächst einmal wird die Wirkung von Cannabis nicht allein durch den THC-Gehalt bestimmt. Es gibt viele weitere Cannabinoide und Terpene in der Pflanze, die das Wirkspektrum beeinflussen na, kennen Sie den Namen für diesen Effekt noch? Genau: Entourage-Effekt.

Es stimmt, dass durch gezielte Züchtung Cannabis-Sorten mit höherem THC-Gehalt entwickelt wurden. Grob gesprochen hatten starke Cannabis-Sorten in den 1970er-Jahren etwa 10 bis 15 Prozent THC-Gehalt. In den 1980er-Jahren stieg dies auf etwa 20 bis 25 Prozent und in den 2000er-Jahren bis heute finden wir Sorten mit 25 bis 30 Prozent THC. Das ist durchaus ein Anstieg, aber kein so dramatischer, wie oft behauptet wird.

Zudem ist ein entscheidender Faktor nicht der absolute THC-Gehalt, sondern wie Cannabis konsumiert wird. Wird es pur in einer Wasserpfeife geraucht, ist die Wirkung viel intensiver, als wenn es – wie in Europa üblich – mit Tabak vermischt in einem Joint konsumiert wird. Auch die Menge des verwendeten Materials spielt eine große Rolle. Es ist hier ähnlich wie beim Alkohol: Ob ich ein Glas Bier oder ein Glas Schnaps trinke, macht einen großen Unterschied – obwohl beide Alkohol enthalten, ist die Konzentration entscheidend. Die meisten Konsumenten passen ihre Dosierung an, wenn das Material stärker ist.

Ein weiterer wichtiger Punkt: Haschisch, das schon seit Jahrhunderten aus den Harzdrüsen der Cannabis-Pflanze gewonnen und in Ländern wie Spanien und Frankreich traditionell viel konsumiert wird, ist in seiner Potenz über die Jahre nicht wesentlich stärker geworden. Es hat aber auch grundsätzlich einen viel höheren THC-Gehalt von 40 bis 70 Prozent.

Ich würde also sagen: Ja, Cannabis ist heute durchschnittlich stärker als vor einigen Jahrzehnten, aber die Unterschiede werden oft übertrieben dargestellt. Und mit der nötigen Vorsicht und Dosierungsanpassung muss dies nicht automatisch zu höheren Risiken führen. Problematischer als die Veränderung der Wirkstärke ist eigentlich ohnehin, dass viele Konsumenten nur mutmaßen können, welchen THC-Gehalt ihr Cannabis hat, was die Dosierung erschwert. Solange es keine gut regulierte Legalisierung mit der Möglichkeit von Labortests gibt, wird sich daran nichts ändern.

Warum konsumieren deutlich mehr Männer als Frauen?

Diese Frage ist interessant und nicht so einfach zu beantworten. Es handelt sich um ein Phänomen, das nicht nur bei Cannabis, sondern bei fast allen psychoaktiven Substanzen zu beobachten ist. Allerdings gibt es einige Ausnahmen, auf die ich noch eingehen werde.

Für Deutschland zeigen Marktdaten, dass circa 80 Prozent der Follower von cannabisbezogenen Social-Media-Kanälen männlich sind. Man kann annehmen, dass die Geschlechterverteilung unter den Cannabis-Konsumenten ungefähr vergleichbar ist. Interessant ist, dass sich ein solches Muster bei durchgeführten Tierversuchen nicht gezeigt hat: Wenn Primaten Zugang zu THC haben, machen männliche und weibliche Tiere davon in etwa gleich häufig Gebrauch. Eine biologische Ursache für die unterschiedlichen Konsumhäufigkeiten beim Menschen erscheint also unwahrscheinlich.

Ein Teil der Erklärung für die Ungleichverteilung könnte in gesellschaftlichen und sozialen Normen liegen. Historisch betrachtet wird risikohaftes oder grenzüberschreitendes Verhalten bei Männern eher toleriert oder sogar erwartet als bei Frauen. Dies könnte dazu führen, dass Männer eher bereit sind, illegale Substanzen auszuprobieren.

Es gibt auch Hinweise darauf, dass Substanzkonsum bei Männern und Frauen unterschiedliche Funktionen erfüllen kann. Während Männer häufiger aus Gründen der Entspannung, des Vergnügens oder der sozialen Zugehörigkeit konsumieren, neigen Frauen eher dazu, Substanzen zur Selbstmedikation bei psychischen Problemen wie Depressionen oder Angststörungen einzusetzen.

Eine interessante Beobachtung scheint mir zu sein, dass Männer beim Konsum von Substanzen, bei denen Marketing keine oder eine geringe Rolle spielt, deutlich überrepräsentiert sind. Dies gilt für Cannabis, aber auch für harte Drogen und traditionelle Tabakprodukte wie Zigarren und Pfeifen. Bei Letzteren sind vermutlich über 95 Prozent der Konsumenten männlich. Anders sieht es bei Produkten aus, die gezielt an Frauen vermarktet werden. Bei modernen Tabakprodukten wie E-Zigaretten und Vape-Pens, die mit attraktivem Design und verschiedenen Geschmacksrichtungen beworben werden, ist der Geschlechterunterschied deutlich geringer. Ähnliches gilt für bestimmte alkoholische Getränke, bei denen durch gezielte Werbung der Frauenanteil unter den Konsumenten gesteigert wurde.

Warum dieses Muster besteht, bleibt teilweise spekulativ. Ein biologischer Faktor könnte sein, dass Frauen durchschnittlich sensibler auf bestimmte Substanzen reagieren und daher eher negative Erfahrungen machen, die sie vom weiteren Konsum abhalten. Evolutionsbiologisch könnte man argumentieren, dass Frauen aufgrund ihrer Rolle bei der Fortpflanzung und Kinderaufzucht historisch vorsichtiger mit potenziell schädlichen Substanzen umgehen mussten.

Soziale und psychologische Faktoren spielen daher sicherlich eine große Rolle. Die unterschiedlichen Erwartungen an Männer und Frauen, verschiedene Bewältigungsstrategien bei Stress und unterschiedliche soziale Netzwerke können den Zugang zu und den Umgang mit Drogen beeinflussen.

Ich glaube, dass Männer möglicherweise auch häufiger zu Substanzen greifen, weil sie weniger gesellschaftliche Ermutigung erfahren, über emotionale Probleme zu sprechen und Hilfe zu suchen. Cannabis und andere Substanzen können dann als Selbstmedikation dienen, um mit Stress, Ängsten oder anderen psychischen Belastungen umzugehen.

Gibt es Wechselwirkungen – zum Beispiel in der Schwangerschaft oder während der Periode?

Wenn wir über Cannabis und hormonelle Wechselwirkungen sprechen, begeben wir uns in ein Feld, in dem die wissenschaftliche Datenlage noch nicht vollständig ist. Dennoch gibt es einige wichtige Erkenntnisse, die ich hier zusammenfassen kann.

Was die Schwangerschaft betrifft, ist meine Position eindeutig: Cannabis ist während dieser Zeit tabu. Nicht unbedingt, weil wir hundertprozentig wissen, dass es zu spezifischen Störungen kommt, sondern aus einem grundlegenden Vorsichtsprinzip. THC kann die Blut-Plazenta-Schranke passieren, schon im embryonalen Gehirn sind CB1-Rezeptoren ausgebildet und es ist damit plausibel, dass Cannabis-Konsum während der Schwangerschaft die Kindesentwicklung beeinflussen kann. Obwohl die Forschung keine eindeutigen Beweise für schwerwiegende Schäden geliefert hat, gibt es Hinweise auf mögliche Zusammenhänge zwischen Cannabis-Konsum während der Schwangerschaft und einem niedrigeren Geburtsgewicht, einer veränderten neurologischen Entwicklung und möglichen langfristigen Verhaltensauffälligkeiten beim Kind (Konzentrationsstörungen, Autismus-Spektrum-Störungen). Aktuelle Studien beginnen, hierfür ursächliche Mechanismen auszumachen, aber bislang ist die Datenlage schlecht.

Mein Rat basiert daher auf einem grundlegenden medizinischen Prinzip: Wenn wir nicht mit Sicherheit wissen, dass etwas unbedenklich ist – besonders in einer so sensiblen Phase wie der Schwangerschaft –, sollten wir es vermeiden. Es geht nicht darum, definitiv zu sagen: »Cannabis verursacht Schäden«, sondern vielmehr: »Wir wissen es nicht genau genug, um ein Risiko einzugehen.« Problematisch ist allerdings, dass Symptome wie Übelkeit oder Schlafstörungen, bei denen Menschen gerne zu Cannabis greifen, während der Schwangerschaft verstärkt auftreten können. Die Versuchung ist für Schwangere also trotz des möglichen Risikos eventuell groß.

Was die Periode betrifft, wird die Sachlage noch komplizierter. Der weibliche Zyklus wird durch ein fein abgestimmtes Zusammenspiel von Hormonen gesteuert. Cannabinoide können theoretisch mit diesem System interagieren. Das endocannabinoide System selbst ist an der Regulation verschiedener Aspekte der Fortpflanzung beteiligt, einschließlich des Menstruationszyklus.

Es gibt einige Hinweise darauf, dass THC den Hormonspiegel beeinflussen kann, insbesondere die Produktion von Östrogen und Progesteron. Einige Studien deuten darauf hin, dass regelmäßiger Cannabis-Konsum bei Frauen zu Unregelmäßigkeiten im Zyklus führen könnte. Gleichzeitig berichten manche Konsumentinnen von einer Linderung der Menstruationsbeschwerden durch Cannabis – allerdings ohne dass dies durch umfassende klinische Studien bestätigt wäre. Eigentlich nimmt man an, dass Östrogen die Belohnungswirkung unter anderem von Cannabis verstärkt, Progesteron sie aber hemmt. Während der Menstruationsphase sollte Cannabis daher eher abgeschwächt wirken, circa zwei Wochen nach der Menstruation eher verstärkt.

Jedoch muss ich ehrlich zugeben: Die Forschung zu diesem spezifischen Thema ist begrenzt. Wir haben keine umfassenden Studien, die detailliert die Wechselwirkungen zwischen Cannabis und dem weiblichen Zyklus untersuchen. Es ist eines jener Gebiete, in denen die Wissenschaft noch aufholen muss.

Meine persönliche Einschätzung ist, dass es wahrscheinlich Wechselwirkungen gibt. Wenn der Körper während der Periode ohnehin mit veränderten Hormonspiegeln und deren Auswirkungen zu tun hat, ist es plausibel anzunehmen, dass das Hinzufügen einer psychoaktiven Substanz, die auf mehrere Körpersysteme einwirkt, nicht ohne Folgen bleibt.

Ist Passivrauchen von Cannabis gefährlich?

Die Frage nach den Gefahren des Passivrauchens von Cannabis ist berechtigt und verdient eine differenzierte Betrachtung. Aus meiner Erfahrung kann ich bestätigen, dass man durch Passivrauchen tatsächlich eine Wirkung verspüren kann – dies wird manchmal als »Kontakt-High« bezeichnet.

Beginnen wir mit den Grundlagen: Beim Verbrennen von Cannabis entstehen, ähnlich wie beim Tabak, verschiedene Rauchpartikel und Chemikalien, die in die Luft abgegeben werden. Diese können von Personen in der Umgebung eingeatmet werden, auch wenn sie selbst nicht aktiv konsumieren. Die Hauptfrage ist nun, ob und inwieweit dieser passive Konsum gesundheitliche Risiken birgt.

Im Vergleich zum Passivrauchen von Tabak, bei dem die Gesundheitsrisiken gut dokumentiert sind, ist die Forschungslage beim Cannabis-Passivrauchen weniger umfassend. Dennoch können wir einige Schlussfolgerungen ziehen. Zunächst einmal: Ja, es ist möglich, durch Passivrauchen von Cannabis psychoaktive Effekte zu erleben. Dies wurde auch wissenschaftlich untersucht. Der Effekt hängt stark von verschiedenen Faktoren ab, vor allem der Raumgröße und Belüftung, aber auch der Menge des konsumierten Cannabis, seines THC-Gehalts und nicht zuletzt der Dauer des Passivrauchens. Bei Menschen, die in unbelüfteten Räumen passiv Cannabis konsumiert hatten, konnten im Urin geringe Mengen THC nachgewiesen werden. Diese Personen berichteten auch von subjektiv wahrgenommenen sedierenden Effekten. War der Raum dagegen durchlüftet, ließ sich weder THC im Urin noch eine subjektive Wirkung feststellen.

In der Cannabis-Kultur hat sich für das bewusste Erzeugen einer stark rauchgefüllten Umgebung der Begriff *Hotboxing* etabliert. Dabei wird in einem kleinen, abgeschlossenen Raum – sei es ein Auto, ein kleines Badezimmer oder sogar speziell dafür konstruierte Räume wie ein aufblasbarer Rollball – gezielt viel Cannabis geraucht, um eine hohe Rauchkonzentration zu erreichen. Dies wird manchmal als soziale Aktivität praktiziert, hat aber natürlich mit medizinischem Cannabis-Konsum nichts zu tun.

Was die tatsächlichen gesundheitlichen Gefahren angeht, müssen wir verschiedene Aspekte betrachten: Für den gesunden Erwachsenen ohne besondere Vorerkrankungen ist gelegentliches, kurzzeitiges Passivrauchen von Cannabis vermutlich nicht mit gesundheitlichen Risiken verbunden. Die Konzentration von THC, die über das Passivrauchen aufgenommen wird, ist in der Regel zu gering, um einen deutlichen psychoaktiven Effekt zu verursachen.

Allerdings gibt es einige Situationen, in denen Vorsicht geboten ist. Bei Kindern und Jugendlichen könnte das sich entwickelnde Gehirn empfindlicher auf THC reagieren. Schwangere Frauen sollten, wie bereits bei der vorigen Frage erläutert, strikt vermeiden, sich Cannabis auszusetzen. Auch Personen mit vorbestehenden Lungenerkrankungen wie Asthma oder COPD sollten vorsichtig sein, da der Rauch allgemein reizend wirken kann. Zudem könnten Personen, die beruflich auf Drogentests angewiesen sind, in seltenen Fällen durch intensives Passivrauchen zu einem positiven Ergebnis kommen, obwohl sie selbst nicht aktiv konsumiert haben.

Ein wichtiger Punkt, den ich hervorheben möchte: Wenn Cannabis zusammen mit Tabak konsumiert wird – wie es in vielen europäischen Ländern in Form von Joints üblich ist –, dann kommen zu den potenziellen Risiken des Cannabis-Rauchs auch noch alle bekannten Gefahren des Tabak-Passivrauchens hinzu. Diese sind wissenschaftlich gut dokumentiert und umfassen ein erhöhtes Risiko für Atemwegserkrankungen, Herz-Kreislauf-Probleme und sogar Krebs bei langfristiger, intensiver Exposition. Ich würde sogar sagen, dass bei gemischtem Konsum das Passivrauchen des Tabaks vermutlich gefährlicher ist als das des Cannabis selbst.

Ich finde, dass Respekt gegenüber Nichtkonsumenten immer angebracht ist. Denn klar ist: Nicht jeder möchte die Wirkung von Cannabis erleben, sei es aktiv oder passiv. In Situationen, in denen die Droge konsumiert wird, sollte daher auf eine gute Belüftung geachtet werden und der Konsum darf keinesfalls in Anwesenheit von Personen stattfinden, die dies nicht wünschen, insbesondere nicht in Gegenwart von Kindern, schwangeren Frauen oder Personen mit Atemwegserkrankungen.

Kann Cannabis Psychosen, Schizophrenie oder eine Angststörung auslösen?

Diese Frage beschäftigt sowohl Patienten als auch Ärzte seit Jahren und verdient eine ehrliche, wissenschaftlich fundierte Antwort. Ja, Cannabis kann tatsächlich verschiedene psychische Erkrankungen auslösen oder deren Entstehung begünstigen. Das ist wissenschaftlich belegt und darf nicht verharmlost werden. Cannabis-Konsum, insbesondere von starken Produkten, wenn er täglich stattfindet und wenn er früh im Leben begonnen wurde, steht in Zusammenhang mit einer höheren Wahrscheinlichkeit von Psychosen oder anderen psychischen Störungen im Verlauf des Lebens. Ebenfalls sind bei fortgesetztem Konsum während der Therapie einer psychischen Störung schlechtere Therapieergebnisse festzustellen.

Die entscheidende, bereits thematisierte Frage, die in der Forschung jedoch noch nicht abschließend geklärt ist, lautet hier: Wirkt Cannabis dabei »nur« als Auslöser, wenn Menschen bereits eine genetische oder anderweitige Veranlagung für diese Erkrankungen haben? Oder kann Cannabis tatsächlich als direkte Ursache fungieren und auch bei Menschen ohne jede Prädisposition zu psychischen Erkrankungen führen?

Die erste Variante, also Cannabis als Trigger bei vorbestehender Veranlagung, wird von vielen Wissenschaftlern favorisiert. Diese Theorie besagt, dass Menschen mit einer genetischen Disposition für Psychosen oder Schizophrenie durch den Cannabis-Konsum eine Art Initialzündung erleben können. Die Krankheit, die möglicherweise Jahre später oder vielleicht auch nie ausgebrochen wäre, manifestiert sich dann früher oder mit größerer Wahrscheinlichkeit und Schwere. Diese Sichtweise wird durch die Beobachtung gestützt, dass nicht alle Cannabis-Konsumenten psychische Erkrankungen entwickeln – bei weitem nicht. Millionen von Menschen weltweit konsumieren Cannabis, ohne jemals eine Psychose oder Schizophrenie zu entwickeln. Wäre Cannabis die direkte Ursache dieser Erkrankungen, müsste man eine deutlich höhere Prävalenz erwarten. Das spricht dafür, dass individuelle Faktoren eine entscheidende Rolle spielen, insbesondere die genetische Veranlagung.

Dennoch ist die zweite Möglichkeit nicht von der Hand zu weisen. Es ist plausibel, dass Cannabis bei manchen Menschen auch ohne erkennbare Prädisposition psychische Erkrankungen auslösen kann. Möglicherweise haben diese Personen eine Veranlagung, die bisher unerkannt blieb, oder es gibt andere Risikofaktoren, die wir noch nicht verstehen.

Die Forschung zu diesem Thema ist hochkomplex, da verschiedene Faktoren berücksichtigt werden müssen. Das Alter bei Konsumbeginn spielt eine wichtige Rolle – je früher Cannabis konsumiert wird, desto höher scheint das Risiko für psychische Erkrankungen zu sein. Besonders problematisch ist der Konsum in der Adoleszenz, wenn sich das Gehirn noch in der Entwicklung befindet. Auch die Konsummenge und -häufigkeit, der THC-Gehalt der verwendeten Produkte sowie individuelle Faktoren wie eine familiäre Vorbelastung beeinflussen das Risiko erheblich.

Interessant ist auch, dass verschiedene Cannabis-Sorten unterschiedliche Risikoprofile aufweisen können. Sorten mit sehr hohem THC-Gehalt werden mit einem höheren Psychose-Risiko in Verbindung gebracht als ausgewogenere Sorten.

Bei Angststörungen ist die Situation deutlich komplexer und paradoxer als bei Psychosen. Cannabis kann nämlich sowohl angstlösend als auch angstverstärkend wirken, was zunächst widersprüchlich erscheint, aber verschiedene nachvollziehbare Ursachen hat.

Die angstlösende Wirkung von Cannabis tritt vor allem bei niedrigen THC-Dosen auf, da sie das zentrale Nervensystem dämpfen und zu einer allgemeinen Gelassenheit führen können. Viele Patienten berichten, dass Cannabis ihnen hilft, besser zu schlafen, sich zu entspannen und weniger über ihre Sorgen zu grübeln.

Paradoxerweise kann Cannabis jedoch auch das Gegenteil bewirken und Angstzustände verstärken oder sogar auslösen. Dies geschieht besonders häufig bei höheren THC-Dosen oder bei Menschen, die empfindlich auf psychoaktive Substanzen reagieren. THC kann zu einer Beschleunigung des Herzschlags, zu Schwindelgefühlen und zu einem Gefühl des Kontrollverlusts führen – alles Symptome, die Angst verstärken können. Bei manchen Menschen führt bereits die Tatsache, dass sie die Kontrolle über ihre Wahrnehmung teilweise verlieren, zu Panikattacken.

Besonders problematisch sind Panikattacken unter Cannabis-Einfluss. Diese können so intensiv und beängstigend sein, dass sie bei den Betroffenen eine anhaltende Angst vor einem erneuten Konsum von Cannabis hinterlassen. Schlimmer noch: Manche Menschen entwickeln nach einer solchen Erfahrung eine generalisierte Angststörung oder Panikstörung, die auch ohne Cannabis bestehen bleibt. Die Angst vor der Angst, wie Psychologen es nennen, kann sich verselbstständigen.

Ein weiterer wichtiger Aspekt ist die cannabisinduzierte Angststörung. Dabei handelt es sich um Angstzustände, die direkt durch den Cannabis-Konsum ausgelöst werden und über die unmittelbare Wirkungsdauer hinaus anhalten können. Diese können sich als generalisierte Angst, soziale Phobie oder spezifische Ängste manifestieren. Besonders junge Menschen, deren Gehirn noch in der Entwicklung ist, scheinen für diese Art von Angststörungen anfällig zu sein.

Die Dosierung spielt also eine entscheidende Rolle bei der Frage, ob Cannabis beruhigend oder angstverstärkend wirkt. Das Phänomen folgt oft einer umgekehrten U-Kurve: Niedrige Dosen wirken einfach entspannend, mittlere Dosen können optimal sein, aber hohe Dosen führen häufig zu Angst und Unwohlsein. Diese Dosis-Wirkungs-Beziehung ist jedoch individuell sehr unterschiedlich, weshalb es schwierig ist, allgemeingültige Empfehlungen zu geben.

Die Umgebung und die psychische Verfassung zum Zeitpunkt des Konsums beeinflussen ebenfalls stark, ob Cannabis beruhigend oder angstverstärkend wirkt. Menschen, die bereits gestresst oder ängstlich sind, haben ein höheres Risiko, dass Cannabis ihre Angst verstärkt, statt sie zu lindern. Das ist ein wichtiger Punkt, da viele Menschen gerade dann zu Cannabis greifen, wenn sie sich schlecht fühlen.

Langfristig kann regelmäßiger Cannabis-Konsum bei manchen Menschen zu einer Art Abhängigkeit von der angstlösenden Wirkung führen. Sie lernen, ihre Angst nur noch mit Cannabis zu bewältigen, und verlieren andere Coping-Strategien . Beim Absetzen können dann Entzugsängste auftreten, die das ursprüngliche Problem verstärken.

Wichtig ist meiner Ansicht nach, dass wir diese komplexen Zusammenhänge verstehen und ernst nehmen, ohne dabei in Panik zu verfallen. Die Wahrscheinlichkeit, durch Cannabis eine Psychose zu entwickeln, ist zwar real, aber dennoch relativ gering. Bei Angststörungen ist das Bild differenzierter – hier kann Cannabis sowohl hilfreich als auch schädlich sein. Menschen mit familiärer Vorbelastung für psychische Erkrankungen oder bereits bestehenden Angstproblemen sollten besonders vorsichtig sein und idealerweise ärztlichen Rat einholen, falls sie dennoch Cannabis konsumieren wollen.

Wieso bewirkt Cannabis manchmal Halluzinationen oder psychedelische Effekte?

Diese Frage führt uns in einen Bereich, der oft missverstanden wird. Grundsätzlich ist Cannabis kein klassisches Halluzinogen wie LSD oder Psilocybin und bewirkt auch keine echten psychedelischen Effekte im engeren Sinne. Cannabis gehört pharmakologisch nicht zu den Halluzinogenen, auch wenn es gelegentlich zu verstärkten Wahrnehmungen kommen kann.

Dennoch berichten manche Konsumenten von visuellen oder auditiven Veränderungen, die sie als »Halluzinationen« bezeichnen. Diese Phänomene sind jedoch meist milder

Natur und unterscheiden sich deutlich von den intensiven Halluzinationen, die durch echte Psychedelika ausgelöst werden. Es handelt sich eher um subtile Veränderungen der Wahrnehmung wie verstärkte Farben, veränderte Tiefen- oder Zeitwahrnehmung oder ein intensiviertes Erlebnis beim Hören von Musik.

Die Ursachen für diese Wahrnehmungsveränderungen liegen in der Wirkweise von THC auf das Endocannabinoid-System. THC bindet an Cannabinoid-Rezeptoren, die in verschiedenen Hirnregionen vorkommen, unter anderem in Bereichen, die für die Sinneswahrnehmung zuständig sind. Diese Aktivierung kann zu veränderten Wahrnehmungsmustern führen, ohne dass es sich um echte Halluzinationen handelt.

Besonders bei sehr hohen Dosen oder bei Menschen, die wenig Erfahrung mit Cannabis haben, können diese Wahrnehmungsveränderungen ausgeprägter sein. Auch die Art des Konsums spielt eine Rolle – beim Rauchen oder Vaporisieren tritt die Wirkung schneller ein und kann intensiver empfunden werden als beim oralen Konsum.

Wichtig ist zu verstehen, dass echte Halluzinationen, bei denen Menschen Dinge sehen oder hören, die nicht da sind, bei normalem Cannabis-Konsum extrem selten auftreten. Wenn sie sich doch zeigen, kann das ein Hinweis auf eine Überdosierung, eine besondere Empfindlichkeit oder im schlimmsten Fall auf eine Sensitivität für psychische Erkrankungen sein. In solchen Fällen sollte der Konsum eingestellt und gegebenenfalls ärztlicher Rat eingeholt werden.

Die manchmal berichteten »psychedelischen« Effekte von Cannabis sind also als intensivierte Sinneswahrnehmungen zu verstehen, nicht als echte Halluzinationen. Sie können durchaus als angenehm empfunden werden, sollten aber nicht das Ziel des Konsums sein, da sie meist mit höheren

Dosen verbunden sind, die auch andere unerwünschte Effekte haben können.

Cannabis ist in erster Linie ein entspannendes und schmerzlinderndes Medikament und sollte nicht als Mittel zur Bewusstseinserweiterung oder zur Erzeugung halluzinogener Erfahrungen betrachtet werden. Wer solche Erfahrungen sucht, sollte sich bewusst sein, dass er sich damit in einen Bereich begibt, der mit erhöhten Risiken verbunden ist.

Stimmt es, dass mir von Cannabis monatelang übel werden kann?

Diese Möglichkeit besteht tatsächlich. Dahinter steckt das Cannabis-Hyperemesis-Syndrom (CHS), das 2004 erstmalig beschrieben wurde und seitdem Ärzte und Patienten gleichermaßen vor Herausforderungen stellt. CHS ist eine der kuriosesten, rätselhaftesten und für die Betroffenen sicherlich frustrierendsten Nebenwirkungen von Cannabis. Stellen Sie sich vor: Sie konsumieren jahrelang Cannabis, möglicherweise zur Behandlung von Übelkeit, und plötzlich macht Sie genau diese Substanz krank.

CHS ist gekennzeichnet durch wiederholte und schwere Erbrechensanfälle nach langfristigem, regelmäßigem Cannabis-Konsum. Das Paradoxe daran: Cannabis ist eigentlich für seine übelkeitslindernden Eigenschaften bekannt und wird medizinisch genau dafür eingesetzt. Die Aktivierung der CB1-Rezeptoren im Zentralnervensystem führt normalerweise zu einer Reduktion der Darmbewegung. Aber bei CHS kehrt sich dieser Effekt um. Eine Theorie zu den Ursachen dafür lautet, dass bei chronischem, hoch dosiertem Konsum die Cannabinoid-Rezeptoren desensibilisiert werden. Andere Forscher vermuten, dass sich bestimmte Cannabinoide in Fettgewebe ansammeln und bei hohen Konzentrationen toxisch wirken. Die genaue Ursache ist noch nicht vollständig geklärt.

Die Symptome sind alles andere als angenehm. Das Erbrechen wird als zyklisch beschrieben. Alle paar Wochen oder Monate kommt es zu häufigerem starken Erbrechen, insbesondere morgens, das sogar einige Tage anhalten kann. Betroffene berichten von intensiven Bauchschmerzen, unkontrollierbarer Übelkeit und einem charakteristischen Verhalten: Sie suchen Linderung in heißen Bädern oder Duschen. Wenn Sie wiederkehrende Zyklen von intensiver Übelkeit, Erbrechen und Bauchschmerzen erleben und vorübergehende Besserung in heißen Bädern finden, könnten Sie am Cannabinoid-Hyperemesis-Syndrom leiden.

Warum gerade heiße Bäder helfen, wird noch nicht vollständig verstanden, aber es ist ein so typisches Symptom, dass Ärzte gezielt danach fragen. Manche Patienten verbringen Stunden in der Badewanne oder unter der heißen Dusche, weil es das Einzige ist, was ihnen Erleichterung verschafft.

Wer ist betroffen? Einer Studie zufolge konsumieren nur 3 Prozent der Personen, die unter Symptomen leiden, die als CHS eingestuft werden könnten, selten Cannabis. Die übrigen 97 Prozent wurden als »häufige Konsumenten« eingestuft. Das bedeutet: CHS tritt fast ausschließlich bei Menschen auf, die regelmäßig und über Jahre hinweg Cannabis aufnehmen. Menschen, die an CHS leiden, haben meist bereits jahrelang Cannabis genommen, bevor sie irgendwelche Anzeichen der Erkrankung erleben.

Die Diagnosestellung ist oft ein Spießrutenlauf. Der Zeitraum bis zur abschließenden Klarheit liegt bei durchschnittlich 4,1 Jahren. Das kommt daher, dass die Symptome unspezifisch sind und viele andere Ursachen haben können. Viele Patienten landen mehrfach in der Notaufnahme, werden auf alles Mögliche hin untersucht, aber der Zusammenhang mit Cannabis wird oft übersehen – auch weil Patienten ihren Konsum nicht immer ehrlich angeben.

Ich halte es für wichtig zu betonen: CHS ist sehr selten, aber seit 2009 haben die Berichte über Hyperemesis einen signifikanten Anstieg gezeigt und nehmen immer noch zu. Dies könnte aber auch daran liegen, dass das Syndrom jetzt bekannter ist und häufiger diagnostiziert wird, oder daran, dass die THC-Konzentrationen in modernem Cannabis deutlich höher sind als früher.

Die Behandlung ist einfach, aber nicht leicht: Die vollständige Beendigung des Cannabis-Konsums ist die einzig wirksame Therapieoption. Mit einem Verschwinden der Symptome ist nach zwei bis vier Tagen zu rechnen. Herkömmliche Medikamente gegen Übelkeit helfen oft nicht. Manche Ärzte verschreiben Capsaicin-Salbe (mit einem Wirkstoff aus Chilischoten) zur Anwendung auf der Haut, was manchmal Linderung bringt.

CHS führt durch das häufige Erbrechen bei vielen Patienten zu Elektrolytanomalien, Hypoglykämie und/oder Nierenversagen, in schwerster Ausprägung kann die Erkrankung dadurch tödlich enden. Das ist zwar extrem selten, zeigt aber, dass man CHS ernst nehmen muss.

Meiner Meinung nach ist CHS ein wichtiges Argument für mehr Aufklärung und bewussten Konsum. Es zeigt, dass auch Cannabis – obwohl es generell sehr sicher ist – bei extremem Gebrauch gefährlich werden kann. Vielleicht ist es an dieser Stelle aber auch wichtig, noch einmal zu erwähnen, dass CHS hauptsächlich bei sehr intensivem, täglichem Konsum über Jahre auftritt. Moderater, gelegentlicher Konsum scheint nicht damit in Verbindung zu stehen. Wie bei anderen Substanzen auch muss ein akzeptabler Umgang mit Cannabis erlernt werden. Bei Alkohol kann die einmalige Einnahme einer handelsüblichen, in jedem Kiosk erhältlichen Dosis unmittelbar zum Tod führen. Verglichen damit ist das Risikoprofil von Cannabis deutlich weniger stark ausgeprägt.

Kapitel 7:

Wirtschaft, Grauzonen, Zukunft

Wie wird Cannabis im großen Stil angebaut?

Der kommerzielle Cannabis-Anbau geschieht generell in verschiedenen Größenordnungen, die sich sowohl in ihrer Produktionskapazität als auch in ihrer Legalität unterscheiden. Beginnen wir mal mit dem sogenannten Underground-Anbau. Diese illegalen Betriebe umfassen zwischen 20 und 5000 Pflanzen und werden meist in angemieteten Häusern oder Grundstücken eingerichtet. Ein typisches Merkmal solcher Anlagen ist, dass der Strom illegal angezapft wird, um hohe Stromrechnungen zu vermeiden, die sofort Verdacht erregen würden. Leider werden in solchen Betrieben oft illegale Einwanderer ausgebeutet, denen die Ausweise abgenommen werden und die dann gezwungen sind, die Plantage zu betreiben. In Deutschland sind sehr große Underground-Plantagen weniger verbreitet als in anderen Ländern, da Cannabis hier aufgrund der klimatischen Bedingungen immer in Innenräumen angebaut werden muss und generell das Land recht dicht besiedelt ist, was die Entdeckungsgefahr erhöht.

Der legale kommerzielle Anbau in Deutschland ist stark reguliert. Aktuell gibt es nur drei zugelassene Anbauer, von denen Demecan das einzige deutsche Unternehmen ist. In Ländern wie Kanada, wo der Cannabis-Markt bereits länger legalisiert ist, unterscheidet man im legalen Bereich drei Größenordnungen: Der erste Typ nennt sich *micro cultivation* – oder auch einfach Kleinanbau. Diese Betriebe verfügen über maximal 200 Quadratmeter Anbaufläche und werden oft als Familienbetriebe geführt. Bei optimaler Bewirtschaftung kann man pro Quadratmeter etwa 500 Gramm Cannabis pro Ernte erzielen, was bei fünf Ernten im Jahr auf maximal circa 500 Kilogramm Jahresproduktion hinausläuft. Beim Verkauf zu einem Großhandelspreis von etwa 2 Euro pro Gramm erzielt man einen Jahresumsatz von etwa einer Million Euro. Nach Abzug der Stromkosten (etwa die Hälfte), Personalkosten (etwa 200 000 Euro für drei Mitarbeiter), Miete und Steuern bleibt allerdings nicht viel übrig, weshalb diese Größenordnung wirtschaftlich schwer rentabel zu betreiben ist.

Der zweite Typ ist die sogenannte *craft cultivation*. In diese Kategorie fällt auch Demecan (Stand: 2025). Diese Betriebe produzieren zwischen 500 und 5000 Kilogramm Cannabis pro Jahr. Ab dieser Größenordnung beginnt das Geschäftsmodell zu skalieren. Für den Erfolg in dieser Größenklasse gilt: Prävention statt Bekämpfung. Das bedeutet vor allem hygienisches Arbeiten, um Schädlingsbefall von vornherein zu vermeiden. In der Pflanzenkultur rächen sich Fehler später bitterlich – ein falscher Steckling zu Beginn führt ein halbes Jahr später zu minderwertiger Ernte. Wie schon Goethe im Prolog des *Faust* schrieb: »Weiß doch der Gärtner, wenn das Bäumchen grünt, dass Blüt' und Frucht die künft'gen Jahre zieren.« Man muss also einen guten Grundstein legen, eine durchdachte Anlage aufbauen und alle Details sorgfältig planen.

Der dritte Typ ist die sogenannte *large-scale cultivation* oder auch der Großanbau. Dies sind riesige Produktionsanlagen, meist Gewächshäuser mit einer Jahresproduktion von 10 000 bis 100 000 Kilogramm Cannabis. In Kanada haben sich viele Unternehmen mit überdimensionierten Anlagen verkalkuliert. Die größten Gewächshäuser mit 100 000 bis 200 000 Kilogramm Jahresproduktion erwiesen sich als unrentabel, da diese Menge nicht verkauft werden konnte und die Qualität zu schlecht war. Mittlerweile gibt es jedoch einzelne Betreiber, die im Bereich von 40 000 Kilo pro Jahr wirtschaftlich erfolgreich sind und akzeptable Qualität liefern können.

Zwei entscheidende Tricks dieser erfolgreichen Großproduzenten: Erstens verwenden sie bewegliche Tische für die Pflanzen, die durch das Gewächshaus gefahren und zur Ernte hinausgefahren werden können. Zweitens spezialisieren sie sich auf wenige Cannabis-Sorten, die unter den spezifischen Bedingungen des Gewächshauses besonders gut gedeihen. Allerdings lässt sich in solch großen Anlagen Schädlingsbefall, insbesondere Mehltau (ein Pflanzenpilz), kaum vermeiden – ein perfekt kontrolliertes Umfeld ist in einem Gewächshaus dieser Größenordnung nicht realisierbar.

Für alle, die mit dem Gedanken spielen, in dieses Geschäft einzusteigen: Man sollte sich die Entscheidung gut überlegen – die Branche ist anspruchsvoll und hart umkämpft. Wer selbst anbauen will, muss zunächst einmal viel Geld für eine Produktionsanlage investieren und benötigt Zulassungen für den Anbau von Heilpflanzen und die pharmazeutische Herstellung.

Wie viele Sorten gibt es weltweit?

Diese Frage ist deutlich komplizierter zu beantworten, als man zunächst denken könnte. Hier muss man zunächst einen Schritt zurückgehen und sich fragen, was eine Sorte eigentlich ist. Denn je nachdem, wie wir diesen Begriff definieren, kommen wir zu völlig unterschiedlichen Antworten.

Aus botanischer Sicht ist eine Sorte etwas, das distinkte – also unterscheidbare – Eigenschaften hat. Bei Cannabis bedeutet das: Die Pflanzen unterscheiden sich darin, wie sie aussehen, wie sie wachsen, wie sie riechen oder wie sie wirken. Das klingt erst mal eindeutig, aber hier wird es bereits kompliziert. Denn obwohl es durchaus Sorten gibt, die unterschiedlich aussehen und riechen, gibt es dazu keine systematische wissenschaftliche Forschung. Viele Berichte über unterschiedliche Wirkungen sind stark »konfundiert« – das heißt, sie werden von anderen Faktoren beeinflusst, besonders von der genauen THC-Menge in einer Sorte.

Aber nicht nur das THC dürfte entscheidend sein. Wie wir wissen, beeinflussen ja auch noch andere Faktoren die Wirkung von Cannabis. Und hier wird es interessant: Wissenschaftliche Untersuchungen haben Cannabis-Sorten analysiert und dabei etwa 12 bis 14 genetisch unterscheidbare Cluster gefunden. Das wären dann die »echten« botanischen Sorten.

Wie viele unterschiedliche echte Sorten es wirklich gibt, kann kein Mensch genau sagen. Ich schätze, dass es zwischen 20 und 200 sind. Das ist eine große Spanne, aber sie zeigt das Problem: Ohne systematische Forschung ist eine genaue Zahl unmöglich zu bestimmen.

Online werden allerdings extrem viel mehr Sorten gehandelt – in Cannabis-Datenbanken sind über 30 000 Cannabis-Sorten gelistet. Das liegt daran, dass es niemanden gibt, der sie überprüfen würde. Jeder kann irgendeiner Pflanze einen neuen Namen geben oder zwei beliebige Pflanzen kreuzen und dann so tun, als handele es sich um eine neue Sorte. Daher gibt es einfach sehr viele Namen für Pflanzen, die womöglich gar keine relevanten Unterschiede aufweisen.

Pharmazeutisch wird eine Sorte interessanterweise noch einmal anders definiert, nämlich anhand des Wirkstoffgehalts. Deutschland hat in seinem Vergabeverfahren für medizinisches Cannabis beispielsweise drei verschiedene Sorten definiert: eine mit hohem THC-Gehalt um die 20 Prozent, eine mit mittlerem THC-Gehalt zwischen 12 und 16 Prozent und eine mit ausgewogenem THC- und CBD-Gehalt – beide jeweils um die 8 Prozent.

Die Antwort auf die Frage nach der Anzahl an Cannabis-Sorten hängt also stark davon ab, wen man fragt und wie man eine Sorte definiert.

Warum gibt es so viele verschiedene Sorten?

Die Vielfalt der Cannabis-Sorten hat mehrere Ursachen, die sowohl in der Natur der Pflanze selbst als auch in menschlichen Aktivitäten liegen. Zunächst ist Cannabis von Natur aus eine sehr vielfältige Pflanze. Wie viele andere Arten auch hat sie sich über Jahrtausende an verschiedene Klimazonen und Umgebungen angepasst. In den Bergen Afghanistans entwickelten sich andere Eigenschaften als in den tropischen Regionen Jamaikas oder Thailands. Sie erinnern sich: Indica versus Sativa. Diese natürliche Anpassung – Evolution in Aktion – führte zu unterschiedlichen Wuchsformen, Blütezeiten, Resistenzen gegen Schädlinge und verschiedenen Cannabinoid-Profilen. Cannabis hat aber eine ganz besondere Eigenschaft: Es kann extrem viele verschiedene Aromastoffe ausbilden, die sonst in so unterschiedlichen Pflanzen wie Mangos oder Pinien gefunden werden.

Ein großer Faktor ist auch die lange Geschichte des Cannabis-Anbaus durch Menschen. Schon vor Tausenden von Jahren begannen sie, Cannabis gezielt zu züchten – zunächst hauptsächlich für Fasern und Samen, später auch für die psychoaktiven Eigenschaften. Durch diese selektive Zucht entstanden immer speziellere Varianten. Züchter wählten Pflanzen aus, die bestimmte gewünschte Eigenschaften hatten: stärkere Fasern, größere Samen, höherer THC-Gehalt oder besserer Ertrag.

In den letzten Jahrzehnten hat sich die Züchtung noch einmal dramatisch beschleunigt. Mit der wachsenden Akzeptanz von Cannabis, besonders in medizinischen Kontexten, investierten Züchter viel Zeit und Energie in die Entwicklung spezieller Sorten. Manche sollen besonders entspannend wirken, andere anregend. Einige wurden für bestimmte medizinische Anwendungen entwickelt – etwa mit hohem CBD-Gehalt für Epilepsie-Patienten oder ausgewogenen THC-CBD-Verhältnissen für Schmerzpatienten.

Aber hier kommt auch ein problematischer Aspekt ins Spiel: der unregulierte Markt. Ich denke wie bereits erwähnt, dass ein großer Teil der vermeintlichen Sortenvielfalt schlicht Marketing ist. Da niemand kontrolliert, was wirklich in einer Sorte steckt, können Verkäufer beliebige Namen erfinden – häufig stecken dahinter bereits sehr etablierte Sorten wie White Widow, Haze oder Gelato, die dann neue Fantasienamen erhalten. Zwei völlig identische Pflanzen können unter verschiedenen Namen verkauft werden, ebenso völlig verschiedene Pflanzen unter dem gleichen Namen.

Ironisch ist dabei, dass die Sortenvielfalt durch die Verbote noch gefördert wurde. Da der Anbau illegal war, mussten Züchter oft in kleinen, versteckten Räumen arbeiten. Das führte zur Entwicklung von Sorten, die besonders kompakt wachsen, schnell blühen oder stark riechen – alles Eigenschaften, die beim Indoor-Anbau wichtig sind. Ohne die Prohibition hätte sich Cannabis möglicherweise weniger stark diversifiziert.

Die moderne Genetik eröffnet weitere Möglichkeiten. Züchter können heute gezielt bestimmte Eigenschaften der Pflanzen auswählen und durch Kreuzung kombinieren. Sie verstehen immer besser, welche genetischen Variationen zu welchen Eigenschaften führen. Das ist allerdings auch das, was die wissenschaftlichen Untersuchungen zu den genannten

12 bis 14 genetischen Clustern interessant macht – es zeigt, dass trotz aller scheinbaren Vielfalt die genetische Basis von Cannabis überschaubarer ist, als die Namensinflation vermuten lässt. Dazu sei aber auch gesagt, dass es wirklich gentechnisch manipuliertes Cannabis meines Wissens nach nicht gibt. Zwar gibt es Forschung, die versucht, genetische Eigenschaften von Cannabis mit bestimmten phänotypischen Ausprägungen (Ertrag, THC-Gehalt) in Bezug zu setzen, gezielte Manipulationen durch Labormethoden wurden aber noch nicht erprobt.

Letztendlich gibt es einfach viele unterschiedliche Möglichkeiten, diese sehr vielfältige Pflanze zu kategorisieren und zu züchten. Da gibt es kein Richtig und kein Falsch. Die Natur stellt die Grundlage bereit, der Mensch formt sie nach seinen Bedürfnissen und der Markt – reguliert oder nicht – schafft Anreize für immer neue Variationen. Das Ergebnis ist eine faszinierende, wenn auch manchmal verwirrende Vielfalt, die Cannabis zu einer der variabelsten Kulturpflanzen der Welt macht.

Wird es irgendwann die perfekte Cannabis-Sorte geben?

Die Frage nach der perfekten Sorte ist faszinierend und muss aus verschiedenen Blickwinkeln betrachtet werden. Auch hier müssen wir zuerst wieder einmal kurz darüber nachdenken, was »perfekt« in diesem Zusammenhang überhaupt bedeuten könnte. Aus kommerzieller Sicht wäre eine perfekte Sorte eine, die für Anbauer und Händler maximalen wirtschaftlichen Nutzen bringt. Dies würde bedeuten: hoher Ertrag pro eingesetzter Fläche und Lichtmenge, Resistenz gegen Schädlinge und Krankheiten, einfache Kultivierung, kompakte und leicht zu verarbeitende Blüten mit wenig unerwünschter Füllung. Meiner Meinung nach wäre es auch wichtig, dass eine solche Sorte idealerweise standardisierte, vorhersehbare Wirkstoffprofile aufweist, was für die Qualitätskontrolle entscheidend ist.

Derzeit ist es allerdings so, dass Cannabis-Sorten, die in einem Bereich besonders gut abschneiden, in anderen Bereichen eher Schwächen zeigen. Sorten mit außergewöhnlich hohem THC-Gehalt bringen beispielsweise oft nicht den höchsten Ertrag. Pflanzen mit besonders aromatischen Blüten sind möglicherweise anfälliger für Schimmel. Ich vergleiche dies gern mit der Suche nach der sprichwörtlichen eierlegenden Wollmilchsau – oder, um einen moderneren Vergleich zu bemühen, mit einem Pokémon mit allen optimalen Eigenschaften. Sehr selten zu finden, aber theoretisch nicht unmöglich.

Aus Sicht von Patienten sieht die Definition einer perfekten Sorte wiederum ganz anders aus. Hier geht es vor allem um die therapeutische Wirksamkeit bei minimalen Nebenwirkungen. Doch selbst unter Patienten variieren die Anforderungen erheblich: Manche benötigen eine stark beruhigende Wirkung, etwa bei Schlafstörungen oder Angstzuständen. Andere hingegen suchen eine aktivierende Wirkung, zum Beispiel bei der Behandlung von Schmerzen während des Tages, wo Müdigkeit als Nebenwirkung unerwünscht ist.

Für Freizeitkonsumenten definiert sich die perfekte Sorte wiederum anders. Ich beobachte, dass hier subjektive Faktoren wie das Aroma, das Geschmacksprofil oder die Art der psychoaktiven Wirkung eine große Rolle spielen. Die individuellen Präferenzen sind so vielfältig wie die Konsumenten selbst – manche bevorzugen eine anregende, gesprächsfördernde Wirkung für soziale Anlässe, andere eine entspannende Wirkung für ruhige Abende.

Angesichts dieser unterschiedlichen, teils widersprüchlichen Anforderungen halte ich es für äußerst unwahrscheinlich, dass es jemals eine einzige Cannabis-Sorte geben wird, die für alle Menschen und alle Anwendungszwecke perfekt geeignet ist. Vielmehr liegt der Wert gerade in der Vielfalt der verfügbaren Sorten, die es möglich macht, für jeden Zweck und jede Person eine passende Option zu finden (Stichwort Cannabis-Sommeliers).

Meiner Einschätzung nach liegt die Zukunft nicht in einer einzigen perfekten Sorte, sondern in immer präziseren Züchtungen für spezifische Zwecke. Durch fortschreitende Gentechnik und besseres Verständnis der Zusammenhänge zwischen Genetik und Wirkstoffproduktion werden wir vermutlich immer stärker spezialisierte Sorten sehen, die für bestimmte medizinische Indikationen oder Konsumpräferenzen optimiert sind.

Warum konnte man schon vor der Legalisierung Gras beim Kiosk kaufen?

Die kurze und direkte Antwort lautet: Weil der Kiosk in einer rechtlichen Grauzone operierte. Erlaubt war der Verkauf von Cannabis – egal in welcher Form und mit welchem Wirkstoffgehalt – in Deutschland vor der Teillegalisierung definitiv nicht. Es gab jedoch verschiedene Wege, wie cannabisähnliche Produkte in bestimmte Verkaufsregale gelangten.

Eine häufige Variante war der Verkauf von sogenanntem CBD-Gras. Dabei handelt es sich um Nutzhanfblüten mit sehr niedrigem THC-Gehalt (unter 0,2 Prozent), die als Nutzhanf angebaut wurden. Allerdings ist in Deutschland der

Handel mit Nutzhanf nur zwischen Unternehmen (Business-to-Business, B2B) erlaubt. Der Verkauf von Nutzhanfblüten an Endverbraucher war und ist hingegen nicht gestattet.

Um diese Regelung zu umgehen, wurde häufig Hanf im Ausland angebaut und dann mit einem THC-Gehalt unterhalb des Grenzwerts nach Deutschland importiert. Oft wurden diese Blüten einem speziellen Verfahren unterzogen: Sie wurden in Butan gewaschen, einem Kohlenwasserstoff, der alle Inhaltsstoffe extrahiert. Zurück blieben nur die äußerlich intakten Blüten, auf die dann wieder Substanzen aufgesprüht wurden, etwa synthetisches CBD oder THC-Derivate, die wiederum legal sein können. Die Frage, ob diese »gewaschenen« Pflanzen noch legal oder bereits illegal sind, stellte sich in der Praxis kaum, da es oft keinen Herkunftsnachweis gab und die Späti- oder Kioskbesitzer sie einfach verkauften. Verrückt, oder?

Eine neuere Entwicklung war der Verkauf von Cannabis-Blüten, die mit neueren halbsynthetischen Cannabinoiden wie HHC (Hexahydrocannabinol) besprüht wurden. Bis Mitte 2024 gab es eine rechtliche Lücke: Das Neue-psychoaktive-Substanzen-Gesetz (NpSG) regelte den Verkauf synthetischer psychoaktiver Substanzen und listete explizit diejenigen auf, die verboten waren. Halbsynthetische Stoffe wie HHC fielen jedoch nicht unter dieses Gesetz, da sie aus natürlich vorkommenden Substanzen wie CBD gewonnen werden können. HHC ist chemisch dem THC sehr ähnlich und wirkt auch ähnlich berauschend.

Diese Gesetzeslücke wurde zwar mittlerweile geschlossen und HHC wurde in die Liste der verbotenen Substanzen aufgenommen. Allerdings ist unklar, ob chemisch verwandte Formen von HHC, wie beispielsweise 10-OH-HHC, ebenfalls unter das Verbot fallen. Diese werden weiterhin verkauft und auf Blüten gesprüht. Ein großes Problem hierbei ist, dass es keine Daten zur Gefährlichkeit dieser Substanzen gibt. Aus der pharmazeutischen Forschung weiß man, dass eine eigentlich recht harmlose Substanz schon durch kleine Veränderungen sehr gefährliche Eigenschaften erlangen kann.

Es ist wichtig zu verstehen, dass auch mit dem neuen Konsumcannabisgesetz keine vollständige Legalisierung erfolgt ist. Cannabis darf auch nach der neuen Gesetzgebung nicht für den Freizeitgebrauch verkauft werden. Trotzdem gibt es Geschäfte und Onlinehändler, die Cannabis-Blüten, Extrakte und Vapepens verkaufen. Wie kann das legal sein?

Die Antwort liegt in der grundsätzlichen Struktur der deutschen Drogenpolitik. Diese ist so geregelt, dass alle verbotenen Rauschmittel explizit im Betäubungsmittelgesetz (BtMG) aufgelistet sind. Mit anderen Worten: Nur was hier direkt genannt ist, ist auch verboten. Trotzdem könnte man nicht einfach eine neue Substanz einführen, die berauschend wirkt, da diese durch das Arzneimittelgesetz geregelt werden muss. Das heißt: Auch wenn eine neue berauschende Substanz (zum Beispiel eine neue Designerdroge) noch nicht im BtMG steht und damit formal nicht verboten ist, heißt das nicht, dass man sie einfach legal verkaufen oder konsumieren darf. Das BtMG definiert Arzneimittel unter anderem nach deren Funktion als »alle Stoffe oder Stoffzusammensetzungen, die einem Menschen verabreicht werden können, um die menschlichen physiologischen Funktionen zu beeinflussen«. Wichtig ist jedoch: Diese Beeinflussung muss ein bestimmtes Ziel haben, nämlich eine »positive Wirkung« zu erzielen.

Genau hier entstand eine folgenschwere Gesetzeslücke, die durch einen bemerkenswerten Rechtsfall aufgezeigt wurde: Ein Ladenbesitzer verkaufte Säckchen mit Cannabis-Blüten, angeblich zur Verbesserung der Raumluft. Auf den Säckchen stand deutlich: »Nicht rauchen!« Diese Blüten enthielten zwar kein THC, waren aber mit synthetischen Cannabinoiden versetzt. Der Verkäufer wurde angezeigt und zunächst zu mehr als einem Jahr Freiheitsstrafe verurteilt.

Der Mann ging gegen das Urteil vor und der Fall ging durch alle Instanzen. Schließlich bat der Bundesgerichtshof den Europäischen Gerichtshof um eine grundsätzliche Klärung: Waren die synthetischen Cannabinoide als Arzneimittel anzusehen? Die Antwort des EuGH war eindeutig: Nein. Entscheidend war dabei, dass diese Substanzen keine *positive gesundheitliche Wirkung* erzielen sollten, sondern ausschließlich berauschend wirken sollten. Das ursprüngliche Urteil wurde damit hinfällig, da es nun kein Gesetz mehr gab, gegen das der Verkauf verstoßen hätte.

Dieser Freispruch offenbarte eine gefährliche Lücke im Betäubungsmittelrecht: Immer mehr synthetisch hergestellte Substanzen kamen auf den Markt, die zwar ähnlich wie verbotene Drogen wirkten, aber strukturell leicht abgewandelt waren. Um sie zu verbieten, hätten sie alle einzeln im BtMG aufgelistet werden müssen – ein Wettlauf, den die Gesetzgebung kaum gewinnen kann, da ständig neue Substanzen entwickelt werden.

Meiner Meinung nach ist dies ein klassischer Fall eines regulatorischen Versagens. Die Gesetzgebung ist zu starr und zu langsam, um mit der schnellen Entwicklung neuer psychoaktiver Substanzen Schritt zu halten. Ich denke, dass erst eine umfassende und kohärente Regulierung, die den legalen Zugang zu ungestrecktem, natürlichem Cannabis ermöglicht, diesem problematischen Graumarkt im Bereich von Cannabis den Boden entziehen wird.

Die Hauptursachen für diese Situation sind eine unsaubere und nicht zeitgemäße Gesetzgebung, die der Realität oft Jahre hinterherhinkt, mangelnde Kontrollen und zu zaghafte Durchsetzung bestehender Gesetze sowie kreative

Umgehungsstrategien der Anbieter, die immer neue Substanzen und Verkaufswege entwickeln.

Während in anderen Bereichen intensiv kontrolliert wird, schien der Handel mit cannabisähnlichen Produkten in Spätis und Kiosken über Jahre hinweg wenig Beachtung zu finden – selbst wenn dieser Handel im großen Maßstab und sogar online stattfand. Diese inkonsequente Durchsetzung bestehender Gesetze hat dazu beigetragen, dass sich eine Grauzone entwickeln konnte, in der cannabisähnliche Produkte offen verkauft werden, obwohl sie eigentlich nicht erlaubt sind.

Mit der Teillegalisierung von Cannabis in Deutschland hat sich die Rechtslage zwar grundlegend geändert, aber viele der beschriebenen Grauzonen bleiben bestehen, da die neuen Regelungen diese halbsynthetischen Substanzen erneut nicht klar umfassen und die Kontrollkapazitäten begrenzt sind.

Warum ist der Cannabis-Markt wirtschaftlich so attraktiv?

Die wirtschaftliche Attraktivität des Cannabis-Marktes lässt sich auf einige grundlegende ökonomische Faktoren zurückführen. Ich denke, dass es einer der interessantesten aufstrebenden Märkte unserer Zeit ist, und das aus gutem Grund.

Zunächst einmal besteht bereits eine lange etablierte Nachfrage. Das dürfte der entscheidende Unterschied zu vielen anderen neuen Märkten sein: Anders als bei innovativen Produkten, bei denen man erst Bedarf wecken muss, existiert der Cannabis-Konsum schon – nur eben größtenteils im illegalen Bereich. Wir können relativ sicher davon ausgehen, dass in Deutschland jährlich zwischen 420 und 1000 Tonnen

Cannabis-Blüten konsumiert werden. Diese etablierte Nachfrage bedeutet ein kalkulierbares Marktvolumen.

Wenn wir diese Mengen in finanzielle Werte umrechnen, wird die wirtschaftliche Dimension noch deutlicher: Bei Verkaufspreisen zwischen 5 und 10 Euro pro Gramm sprechen wir von einem Marktvolumen von bis zu 10 Milliarden Euro. Ich bin überzeugt, dass diese Summen verdeutlichen, warum so viele Unternehmer und Investoren hier Potenzial sehen – es ist das Geld, das derzeit dem Schwarzmarkt zufließt und das in einem legalisierten Markt von regulären Unternehmen verdient werden könnte.

Ein zweiter wichtiger Faktor ist die relativ günstige Herstellung. Die Produktionskosten für Cannabis variieren je nach Anbaumethode erheblich. Bei kontrolliertem Indoor-Anbau, also in speziellen Innenanlagen, liegen die Produktionskosten etwa zwischen 1 und 2 Euro pro Gramm. In größeren Gewächshäusern können die Kosten sogar auf unter 0,5 Euro pro Gramm sinken. Meiner Erfahrung nach ergibt sich daraus eine potenziell attraktive Gewinnspanne, wenn man diese Produktionskosten mit den möglichen Verkaufspreisen vergleicht.

Hinzu kommt, dass Cannabis vielseitig nutzbar ist. Neben den Blüten für den medizinischen oder Freizeitkonsum gibt es Märkte für aus Hanf hergestellte Textilien, Baustoffe, Kosmetik, Nahrungsergänzungsmittel und vieles mehr. Diese Vielseitigkeit eröffnet verschiedene Geschäftsfelder und reduziert das unternehmerische Risiko durch Diversifikation.

Ein weiterer wirtschaftlich interessanter Aspekt ist die Möglichkeit zur Produktdifferenzierung. Cannabis ist keine einheitliche Ware – es gibt Hunderte verschiedene Sorten mit unterschiedlichen Wirkstoffprofilen, Aromen und Wirkungen. Dies ermöglicht es Unternehmen, sich durch Spezialisierung auf bestimmte Qualitäten oder Kundensegmente vom Wettbewerb abzuheben.

Für Investoren ist auch die globale Entwicklung relevant: Immer mehr Länder liberalisieren ihre Cannabis-Gesetzgebung, wodurch sich kontinuierlich neue Märkte öffnen könnten. Ich bin davon überzeugt, dass diejenigen, die frühzeitig Know-how und Marktpräsenz aufbauen, von dieser Expansion profitieren können.

Nicht zuletzt spielen auch gesellschaftliche Faktoren eine Rolle. Die Akzeptanz von Cannabis nimmt zu, das Stigma schwindet.

Allerdings sollte nicht verschwiegen werden, dass der Cannabis-Markt auch erhebliche Herausforderungen mit sich bringt: Strenge Regulierungen, hohe Anfangsinvestitionen, spezifisches Fachwissen und ein intensiver Wettbewerb sind nur einige davon. Für viele Marktteilnehmer dürften allerdings die positiven wirtschaftlichen Faktoren überwiegen.

Könnte auch ich legal mit Cannabis Geld verdienen?

Die Frage nach legalen Verdienstmöglichkeiten im Cannabis-Bereich ist angesichts der sich verändernden Gesetzeslage durchaus berechtigt. Ich denke, dass sich in Deutschland durch die teilweise Legalisierung bereits Möglichkeiten eröffnet haben, legal mit Cannabis Geld zu verdienen – allerdings mit klaren Einschränkungen und Regeln.

Beginnen wir mit dem Eigenanbau für den persönlichen Gebrauch. Dies ist inzwischen erlaubt – Sie dürfen bis zu drei Pflanzen für den Eigenbedarf kultivieren. Sie dürfen das so gewonnene Cannabis aber unter keinen Umständen weiterverkaufen. Dies wäre illegal und könnte strafrechtliche Konsequenzen nach sich ziehen. Der Eigenanbau ist also keine direkte Einkommensquelle.

Eine interessante Option sind Anbauvereinigungen. Hier ist es tatsächlich möglich, in bestimmten Positionen ein Gehalt zu beziehen. Als Vereinsvorstand, Geschäftsführer oder Verwaltungsmitarbeiter eines solchen Clubs dürfen Sie für Ihre Tätigkeit entlohnt werden und dieses Gehalt kann durch den Verkauf von Cannabis an die Vereinsmitglieder erwirtschaftet werden. Es gibt jedoch wichtige Einschränkungen: Der Verein selbst darf keinen Gewinn an einzelne Mitglieder ausschütten, und wer direkt am Anbau beteiligt ist, darf dafür höchstens als Mini-Jobber bezahlt werden. Es handelt sich also bei den Anbautätigkeiten selbst um eine ehrenamtliche oder nur geringfügig entlohnte Tätigkeit. In der Verwaltung des Vereins können Sie hingegen ein reguläres Gehalt bekommen – sei es ein Mindestlohn oder auch mehr, je nach Vereinbarung und wirtschaftlicher Situation des Clubs.

Eine weitere Möglichkeit ist der Anbau von medizinischem Cannabis. Hier können Sie tatsächlich ein gewinnorientiertes Unternehmen gründen, das in Deutschland medizinisches Cannabis anbaut und an Apotheken verkauft. Allerdings sind die Hürden beträchtlich: Sie müssen strenge Auflagen erfüllen, die den Richtlinien zur Guten Anbau- und Sammelpraxis (GACP) sowie den Vorgaben für ein Qualitätsmanagementsystem entsprechen. Die Investitionskosten sind erheblich, da Sie in Deutschland in der Regel auf kontrollierte Innenanlagen angewiesen sind. Außerdem benötigen Sie entsprechende Sicherheitsmaßnahmen, um unbefugten Zugriff zu verhindern. Dennoch ist dies ein legaler Weg, mit Cannabis unternehmerisch tätig zu werden. Alternativ könnten Sie auch einen Großhandel für den Import und Verkauf von medizinischem Cannabis gründen. Das ist einfacher umzusetzen, da es weniger Auflagen gibt.

Eine weitere Möglichkeit besteht im Handel mit cannabisbezogenen Produkten, die nicht direkt die Cannabis-Blüten sind. Ein prominentes Beispiel ist der Verkauf von Cannabis-Samen. Dies scheint nach aktueller Rechtslage erlaubt zu sein – nicht umsonst haben inzwischen sogar bekannte Baumarktketten Cannabis-Samen in ihr Sortiment aufgenommen, auch zahlreiche Onlineshops vertreiben diese Produkte. Der Handel mit Hanfprodukten, die kein oder nur minimal THC enthalten (wie CBD-Produkte, Hanftextilien, Hanflebensmittel und Ähnliches), ist ebenfalls eine legale Geschäftsoption.

Darüber hinaus gibt es indirekte Möglichkeiten im Cannabis-Sektor: So könnten Sie beispielsweise Zubehör für den Anbau oder Konsum verkaufen, Beratungsdienstleistungen anbieten oder in die Entwicklung von neuen Technologien für die Branche investieren.

Also: In Deutschland ist es zwar inzwischen legal möglich, finanziell vom Cannabis-Markt zu profitieren, aber es ist alles andere als einfach. Es gibt jede Menge bürokratischer Hürden und Schwierigkeiten bei der Lizenzvergabe, dazu kommt der andauernde Einfluss des Schwarzmarktes, der günstigere Produkte bietet, da dort keine Steuern fällig werden. Wirtschaftlich erfolgreiche Cannabis-Unternehmen brauchen hohe Skalierbarkeit und verlässliche, eindeutige regulatorische Rahmenbedingungen – genau die fehlen in Deutschland bislang, weshalb viel Kapital und Expertise nötig sind, um das rechtliche Korsett überhaupt ökonomisch nutzen zu können.

Ein Blick nach Kanada zeigt eindrücklich, wie trügerisch die Goldgräberstimmung sein kann: Nach der Legalisierung 2018 entstand eine regelrechte Cannabis-Blase, angetrieben von extensiven Investitionen in Großgewächshäuser und hoch schwingende Börsenfantasien. Doch schon gegen Ende 2019 verringerten sich die Börsenwerte um 60 bis 70 Prozent und Namen wie Aurora oder Canopy erlebten Marktwertverluste von mehreren *Milliarden* Dollar. Überproduktion, hohe Preise im Vergleich zum Schwarzmarkt, langsame Ladeneröffnungen und regulatorische Verzögerungen führten zusammen zum Platzen der Blase – mit dramatischen Folgen für Anleger und Unternehmen.

Auch wenn in Deutschland das legale »Cannabiz« möglich ist, ist es kein leichter Einstieg – und Erfahrungen aus Kanada warnen eindringlich: Ohne die richtige Strategie, ausreichendes Kapital und eine funktionierende Infrastruktur droht wirtschaftlicher Schaden statt Gewinn.

Glossar:

Die wichtigsten Begriffe und Cannabis-Sorten

420: symbolischer Code der Cannabis-Kultur beziehungsweise für das Rauchen von Gras. Geht auf eine Schülergruppe namens »The Waldos« aus Kalifornien zurück, die sich 1971 um 16:20 Uhr (4:20 pm) traf, um eine Cannabis-Plantage zu suchen. Der Code verbreitete sich später über die Szenezeitschrift *High Times* weltweit. Inzwischen ist der 20. April (amerikanische Datumsangabe: 4/20) eine Art inoffizieller Feiertag der Szene und 16:20 Uhr eine typische Konsumzeit.

Amnesia Haze: sativadominante Sorte mit zitronigem Aroma

Autoflower: Sorten, die unabhängig vom Lichtzyklus automatisch blühen

***blunt*:** Zigarre oder Tabakblatt, mit Cannabis gefüllt

Blue Cheese: Hybridsorte mit süßlich-käsigem Aroma – beliebt bei Rappern

Bong: Wasserpfeife für Cannabis – kühlt Rauch und filtert Partikel

***bubble hash*:** konzentriertes Haschisch, durch Eishasch-Methode gewonnen

***bud*:** getrocknete Blüte der Cannabis-Pflanze – das Hauptprodukt

CBD: nicht-psychoaktives Cannabinoid, medizinisch bei Sonderformen der Epilepsie eingesetzt

CBG (Cannabigerol): Vorläufermolekül von THC und CBD – wirkt unter anderem antibakteriell
Cat Piss: berüchtigte Sorte mit ammoniakartigem Geruch – meist Sativa
***couch-lock*:** Zustand tiefer körperlicher Trägheit nach starkem Konsum
***crystals*:** Trichome, die wie weiße Kristalle auf den Blüten glitzern
***dabbing*:** Konsum starker Konzentrate über erhitzte Oberflächen – sehr potent
Decarboxylierung: Hitzeprozess, bei dem THCA in psychoaktives Delta-9-THC umgewandelt wird
***edibles*:** mit Cannabis versetzte Lebensmittel – zum Beispiel Kekse oder Schokolade
Entourage-Effekt: Zusammenspiel von Cannabinoiden und Terpenen bei der Rauschwirkung
feminisiert: Samen, die fast nur weibliche Pflanzen produzieren – wichtig für Blütenproduktion
***ganja*:** indischer Begriff für Cannabis – in der Rastafari-Kultur verbreitet
Gelato: beliebte Sorte mit cremig-süßem Aroma – klar und entspannend
Gras: Allgemeiner Begriff im deutschsprachigen Raum für getrocknete Blüten
***grinder*:** Zerkleinerungswerkzeug für Blüten – für gleichmäßigen Konsum
***guerilla growing*:** versteckter Outdoor-Anbau an abgelegenen Orten
Grower: jemand, der Cannabis anbaut
Haschisch: konzentriertes Harzprodukt aus Trichomen – meist gepresst
Haze: Sortengruppe mit oft zitrusartigem Duft

Head High: geistig-anregende Wirkung – typisch für Sativa-Sorten

***headshop*:** Laden für Zubehör wie *grinder*, Bongs, Vaporizer und Papers

***hotboxing*:** Cannabis-Konsum in geschlossenen Räumen – intensiver Effekt durch Rauchansammlung

Hybrid: Kreuzung aus Sativa und Indica, mit gemischten Effekten

Hydro: Anbaumethode ohne Erde. Die Wurzeln wachsen in Nährlösung.

Indica: Unterart mit entspannender, körperlastiger Wirkung

JACK HERER: aktivierende Sorte, benannt nach einem US-Cannabis-Aktivisten

Joint: gerollte Cannabis-Zigarette – mit oder ohne Tabak

Kief (auch Keef oder Kif): puderartige Substanz aus den Trichomen

Kush: typisch erdige Sortenlinie aus dem Hindukusch-Gebiet

Landrasse: ursprüngliche, lokal angepasste Cannabis-Sorten ohne Kreuzungen

LEMON HAZE: Sativa mit starkem Zitronenaroma – stimmungsaufhellend

***moonrocks*:** Cannabis-Blüten, die mit Öl und Kief überzogen sind – extrem potent

Myrcen: sedierendes, erdiges Terpen – in vielen Sorten dominierend

OG: Begriff, der ausdrückt, dass ein Cannabisprodukt original ist und eine hohe Reputation hat. Wofür die Abkürzung genau steht, ist unklar, möglich wären *Original Gangsta*, *Ocean Grown* oder *Original Grower*.

OG KUSH: Kultsorte mit bissigem Duft – stark beruhigend

Papers: Zigarettenpapier zum Drehen von Joints

Phänotyp: individuelle Ausprägung einer Pflanze – abhängig von Genetik und Umwelt

***Photoperiod*:** Sorten, die nur beim richtigen Lichtzyklus blühen – ideal sind zwölf Stunden Dunkelheit

Resin: Pflanzenharz mit hoher Konzentration an Cannabinoiden und Terpenen

Rosin: Cannabis-Konzentrat, das ohne Lösungsmittel hergestellt wird, oft aus frischen Pflanzen (Live Rosin)

Ruderalis: wilde, kleinwüchsige Cannabis-Unterart – genetische Basis für die Autoflower-Sorten

Sativa: Cannabis-Unterart mit anregender Wirkung

Schore: deutscher Slang für Haschisch – meist weiches und dunkles

Skunk: stark riechende Hybridsorte – prägend für moderne Genetik

***space cookies*:** Cannabis-Kekse mit starker, zeitversetzter Wirkung

***stoned*:** Zustand körperlicher Schwere und Entspannung nach Konsum

***strain*:** englische Bezeichnung für »Sorte« – jede mit eigenem Wirk- und Aromaprofil

Terpene: Aromastoffe in Pflanzen – beeinflussen Duft, Geschmack und Wirkung

Terpenprofil: charakteristische Zusammensetzung der Terpene einer Sorte

THC: Hauptwirkstoff mit psychoaktiver Wirkung – verantwortlich für das High

Trichome: Harzdrüsen auf den Blüten – enthalten Cannabinoide und Terpene

Vaporizer: Gerät zur Verdampfung von Cannabis – schonender als Rauchen

***weed*:** englischer Slangbegriff für Cannabis-Blüten

Zuchtlinie: gezielte, meist stabilisierte Genetik einer Sorte

Übersicht:

Ausgewählte Sorten für den Eigenanbau

Sorte	Besonderheiten	Typ
Sweet Skunk Automatic	robuste Autoflower mit kurzer Kulturdauer, gut für Einsteiger	Autoflower
Do-Si-Dos Automatic	moderne US-Genetik als Autoflower mit auffälliger Harzproduktion	Autoflower
Northern Light Automatic	Klassiker als Autoflower, stabil und großzügig im Ertrag	Autoflower
Skunk #1 Automatic	kleiner Klassiker mit solidem Ertrag und einfachem Handling	Autoflower
Critical Neville Haze Auto	seltene Sativa-Autoflower mit guter Leistung in kurzer Zeit	Autoflower
Diesel Automatic	auffälliges Terpenprofil mit Diesel-Charakter, kompakt	Autoflower
Berry Bomb Auto	farbige Autoflower mit beerigem Aroma und kompaktem Wuchs	Autoflower
Frisian Dew	schimmelresistente Outdoor-Sorte mit violetten Blüten	Photoperiod
Early Skunk	frühe Blüte und sehr wetterfest, ideal für Mitteleuropa	Photoperiod
Durban Poison	Sativa-Landrasse, erstaunlich stabil im mitteleuropäischen Klima	Photoperiod

	Wo?	THC-Gehalt	Zeit bis zur Blüte
	outdoor	15 %	ca. 8–9 Wochen
	outdoor	~20 %	9–10 Wochen
	outdoor	~20 %	ca. 10 Wochen
	outdoor	14–16 %	ca. 8–9 Wochen
	outdoor	~ 21 %	ca. 8 Wochen
	outdoor	~ 15 %	8 Wochen
	outdoor	15–18 %	ca. 9 Wochen
	outdoor	~ 18 %	7–8 Wochen
	outdoor	15–20 %	7–8 Wochen
	outdoor	~ 19 %	8–9 Wochen

Sorte	Besonderheiten	Typ
Passion Fruit	tropisches Aroma mit Outdoor-Tauglichkeit	Photoperiod
Holland's Hope	entwickelt für nasses Klima, klassische Outdoor-Wahl	Photoperiod
A.M.S.	Anti-Schimmel-Züchtung mit gutem Ertrag	Photoperiod
The Church	feuchteresistenter Hybrid mit starker Struktur	Photoperiod
White Widow	Klassiker, auch draußen zuverlässig und pflegeleicht	Photoperiod
Power Plant	ertragsstarke Sativa mit hoher Anpassungsfähigkeit	Photoperiod
Guerrilla's Gusto	sehr robuste Outdoor-Pflanze für minimale Pflege	Photoperiod
Amnesia Haze	bekannte Indoor-Sorte mit langer Blütezeit, hoher Qualität	Photoperiod
Super Lemon Haze	Citrus-Haze mit großer Fanbase, hat einen kräftigen Wuchs	Photoperiod
Girl Scout Cookies	berühmter US-Hybrid mit typischem Dessertaroma	Photoperiod
Gelato	cremiger Geschmack, kompakter Hybrid	Photoperiod
Wedding Cake	moderne Sorte mit dichter Blütenstruktur	Photoperiod
Gorilla Glue #4	sehr harzreiche Indoor-Wahl mit festem Aufbau	Photoperiod
Blue Dream	Klassiker aus Kalifornien mit gleichmäßigem Wachstum	Photoperiod
Zkittlez	fruchtige Geschmackssorte mit vielseitigem Einsatz	Photoperiod
Runtz	Kreuzung mit starkem Aroma	Photoperiod
Granddaddy Purple	bekannte Purple-Sorte mit auffälliger Farbgebung	Photoperiod

	Wo?	THC-Gehalt	Zeit bis zur Blüte
	outdoor	18–20 %	ca. 8 Wochen
	outdoor	~ 20 %	ca. 8 Wochen
	outdoor	15–18 %	8 Wochen
	outdoor	20–21 %	8 Wochen
	outdoor	~ 20 %	9–10 Wochen
	outdoor	~ 18 %	8 Wochen
	outdoor	~ 17 %	9–10 Wochen
	indoor	~ 22 %	12 Wochen
	indoor	~ 20 %	10 Wochen
	indoor	19–25 %	9 Wochen
	indoor	18–20 %	8–9 Wochen
	indoor	~ 25 %	8 Wochen
	indoor	~ 25–30 %	9–10 Wochen
	indoor	18–21 %	9–10 Wochen
	indoor	15–23 %	8–9 Wochen
	indoor	19–29 %	8–9 Wochen
	indoor	17–23 %	8–9 Wochen

Literaturverzeichnis

Einleitung

Zu den unwägbaren Effekten von Antidepressiva: Fischer, A. G., Jocham, G. & Ullsperger, M. (2015): »Dual Serotonergic Signals: A Key to Paradoxical Effects?« In: *Trends in Cognitive Sciences*, 19(1), S. 21–26.

Kapitel 1

Clarke, Robert C. & Merlin, Mark D. (2013): *Cannabis: Evolution and Ethnobotany*. Berkeley: University of California Press.

Russo, Ethan B. (2020): »The ›Entourage Effect‹: Terpenes Coupled with Cannabinoids for the Treatment of Mood Disorders«. In: *Frontiers in Psychiatry*, 11, 590931.

Rosenthal, Ed (2021): *Cannabis Grower's Handbook*. Oakland: Quick American Publishing.

Kapitel 2

Hazekamp, Arno (2024): *The Science of Cannabis: Biology, Pharmacology, and Legislation*. Cambridge, MA: Academic Press.

Russo, Ethan B. (Hrsg.) (2002): *Cannabis and Cannabinoids: Pharmacology, Toxicology, and Therapeutic Potential.* Binghamton, NY: Haworth Press.

SWR (2024): »Ein Jahr Cannabis-Gesetz in Deutschland – Bilanz mit Stuttgarter Daten«. (URL: https://www.swr.de/leben/gesundheit/ein-jahr-cannabis-gesetz-in-deutschland-bilanz-100.html, abgerufen am 17.07.2025)

Kapitel 3

Rosenthal, Ed (2021): *Cannabis Grower's Handbook*. Oakland: Quick American Publishing.

Kapitel 4

Grotenhermen, Franjo (2020): *Hanf als Medizin*. Solothurn: Nachtschatten Verlag.

Zu Posttraumatischer Belastungsstörung (PTBS): Fischer, G. & Riedesser, P. (2023): *Lehrbuch der Psychotraumatologie*. Stuttgart: utb.

Bundesinstitut für Arzneimittel und Medizinprodukte (BfArM) (2022): *Abschlussbericht der Begleiterhebung nach § 31 Absatz 6 des Fünften Buches Sozialgesetzbuch zur Verschreibung und Anwendung von Cannabisarzneimitteln*. Bonn. (URL: https://www.bfarm.de/DE/Bundesopiumstelle/Medizinisches-Cannabis/Begleiterhebung/_node.html, abgerufen am 17.07.2025)

Thematische Studien:

Chronischer Schmerz: Johal, H., Devji, T., Chang, Y. et al. (2020): »Cannabinoids in Chronic Non-Cancer Pain: A Systematic Review and Meta-Analysis«. In: *Clinical Medicine Insights: Arthritis and Musculoskeletal Disorders*, 13, S. 1–13.

Epilepsie: Thiele, E. et al. (2019): »Cannabidiol in patients with Lennox-Gastaut syndrome: Interim analysis of an open-label extension study«. In: *Epilepsia*, 60, S. 419–428.

Opioidreduktion: Lucas, P., Boyd, S., Milloy, M. J. & Walsh, Z. (2021): »Cannabis significantly reduces the use of prescription opioids and improves quality of life in authorized patients: Results of a large prospective study«. In: *Pain Medicine*, 22(3), S. 727–739.

Posttraumatische Belastungsstörung (PTBS): Forsythe, M. L. & Boileau, A. J. (2021): »Use of cannabinoids for the treatment of patients with post-traumatic stress disorder«. In: *Journal of Basic and Clinical Physiology and Pharmacology*, 33(2), S. 121–132.

Schlafstörungen bei chronischen Schmerzen: Sznitman, S. R. et al. (2020): »Medical cannabis and insomnia in older adults with chronic pain: a cross-sectional study«. In: *BMJ Supportive & Palliative Care*, 10(4), S. 415–420.

Spastiken: Novotna, A. et al. (2011): »A randomized, double-blind, placebo-controlled, parallel-group, enriched-design study of nabiximols (Sativex®), as add-on therapy, in subjects with refractory spasticity caused by multiple sclerosis«. In: *European Journal of Neurology*, 18, S. 1122–1131.

Übelkeit/Erbrechen bei Chemotherapie: Lane, M. et al. (1991): »Dronabinol and prochlorperazine in combination for treatment of cancer chemotherapy-induced nausea and vomiting«. In: *Journal of Pain and Symptom Management*, 6(6), S. 352–359.

Kapitel 5

Booth, Martin (2005): *Cannabis: A History*. London: Picador.

Kapitel 6

Bewertung 20 psychoaktiver Substanzen: Nutt, D. J., King, L. A., Saulsbury, W. & Blakemore, C. (2010): »Drug harms in the UK: a multicriteria decision analysis«. In: *The Lancet*, 376(9752), S. 1558–1565.

Zum Passivrauchen von Cannabis: Herrmann, E. S., Pope, H. G., Klein, A. et al. (2015): »Non-smoker exposure to secondhand cannabis smoke II: Effect of room ventilation on the physiological, subjective, and behavioral/cognitive effects«. In: *Drug and Alcohol Dependence*, 151, S. 194–202.

Über die Autoren

Dr. Adrian Fischer ist ein vielfach ausgezeichneter Arzt und Naturwissenschaftler. Er studierte Medizin in Köln und Boston und promovierte 2015 mit einer Arbeit, die den Preis für die beste naturwissenschaftliche Dissertation des Jahres erhielt. Seine Forschungsarbeiten wurden in den wichtigsten Fachjournalen weltweit veröffentlicht, über seine Forschung zur Wirkungsweise von Antidepressiva wurde unter anderem im *Time Magazin* berichtet. Seit 2017 ist er Mitgründer und Geschäftsführer von DEMECAN, dem einzigen unabhängigen deutschen Unternehmen für medizinischen Cannabisanbau.

Max Link lebt als Journalist und Autor in Berlin. Er schreibt vor allem zu popkulturellen Themen. Die Debatte um die Legalisierung von Cannabis in Deutschland hat er von Beginn an aufmerksam verfolgt.